殿筋から身体全体へアプローチ

強める！殿筋

著：John Gibbons
監訳：木場克己

医道の日本社
Ido・No・Nippon・Sha

Copyright © 2014 John Gibbons.

All right reserved.No portion of this book,except for brief review,may be reproduced,stored in a retrieval system,or transmitted in any form or by any means–electronic,mechanical,photocopying,recording,or otherwise–without the written permission of the publisher.For information,contact Lotus Publishing or North Atlantic Books.

First publishing in 2014 by
Lotus Publishing
Apple Tree Cottage,Inland Road,Nutbourne,Chichester,PO18 8RJ and
North Atlantic Books
P.O.Box 12327
Berkeley,California 94712

Drawing   Amanda Williams
Photograph   Ian Taylor

Japanese translation rights arranged with North Atlantic Books / Lotus Publishing through Japan UNI Agency,Inc.,Tokyo
Japanese edition copyright ©IDO-NO-NIPPON-SHA,Inc.,2016
All right reserved.

監訳者のことば

　身体は、深層筋・浅層筋のどちらも含めて、すべての筋肉を使って立つことができます。そのなかで殿部の筋肉は、骨盤を支え、身体の重心をつくるバランス維持に力を発揮します。本書を一読して、実際に殿筋に問題のある患者さんの治療はもちろん、あらゆる患者さんに対して「安定した姿勢づくり」を提案するうえで役に立つと感じました。

　私は「KOBA式体幹バランストレーニング」を提唱し、サッカー日本代表の長友佑都選手をはじめ、多くのアスリートや患者さんに実践していただいています。このトレーニングでは、「柔軟性」「安定性」「バランス」「連動性」を養います。詳しく話すと、「体幹部の柔軟性」「安定した姿勢づくり」「上半身と下半身のバランス」「インナーマッスルとアウターマッスルの連動性」が重要なポイントになります。この4つの要素はそれぞれ連関し合い、どこかが崩れると、身体の不調につながります。例えば、長友選手は中学生の頃から腹筋・背筋300回など専らアウターマッスルを鍛えていました。しかし、椎体を支えるインナーマッスルが置き去りにされたままでした。そのため、椎間板ヘルニアと腰椎分離症に見舞われました。この回復に、「KOBA式体幹バランストレーニング」は寄与することができました。

　アーチェリーや射撃など静止した状態で行うスポーツを除いて、ほとんどのスポーツでは脚を挙げる動作が必要になります。そのように考えると、インナーマッスルの強化に加えて、いかに骨盤がずれずに、下半身が上半身をしっかりと支えるかということも大切になってきます。ここにおいて殿筋の役割がクローズアップされます。

　この問題はアスリートだけでなく、一般の高齢になってトレンデンブルグ歩行が診られる方でも同様です。このような患者さんの場合、大腰筋などのインナーマッスルと殿筋のどちらにもアプローチする必要があるでしょう（昨年出版された本書の姉妹編『目醒める！　大腰筋』〔医道の日本社〕と併せて読むのも有効ではないでしょうか）。

　この本は殿筋をテーマとしていますが、このテーマありきで書かれているわけではないように思えます。冒頭、ある一つの症例が挙げられ、それに対して著者の John Gibbons 自身が臨床を進めていくなかで、症状の原因に殿筋があることを突き止めています。著者自身の臨床における、見落とされがちですが大切な気づきが殿筋に収束しているのです。本書は、著者の臨床そのものが順を追って説明されます。大殿筋・中殿筋の解剖学はもちろん、筋膜、歩行周期、脚長差、殿筋群の拮抗筋などさまざまな要素を概観し、検査法、治療法、殿筋エクササイズへと至ります。「ある一人の熟練した治療家の臨床のすべて」が一冊にまとまっているので、これをそのまま読者自身の臨床として行うこともできますし、本書の考え方を活かして、私のようにすでに読者自身が行っている治療やトレーニングに応用することもできます。鍼灸マッサージ師、柔道整復師、理学療法士といった治療家、アスレティックトレーナー、そしてベテランから初学者まで多くの人に、本書をお勧めします。

木場克己

心から愛する母 Margaret Gibbons
そして亡き父 John Andrew Gibbons に
この本を捧げる。

まえがき

　私の処女作である『Muscle Energy Technique：A Practical Guide for Physical Therapist』（Lotus Publishing 刊）の成功は、私にさらなる著作への意欲を引き起こしてくれた。理学療法において最も軽視されていると思われる分野の一つである「殿筋」。本書はその「殿筋」についての本である。

　前作の最終章において、大殿筋と中殿筋の機能が歩行パターンにどのように影響し、痛みや身体の他部位での機能不全につながるかということについて書いた。また、短くはあるが、股関節の外転や伸展といった特定の動作時における神経発火パターンについても論じている。今回は、この魅力ある分野にのみ注力した本を書きたい。そして、読者の皆様が、筋力低下や神経発火パターンの問題時の身体の補完メカニズムにより、動作の機能不全に陥るということを、患者さんや同僚との討論において説明できるようになることを願っている。

　前作に対するフィードバックをたくさんいただいた。私の説明が、そのテーマの「旅の道しるべ」になったという内容だった。前作と同様に、この本においても読者を「旅」に連れて行きたい。

　私は、自分が書いた本や記事、受け持った講義をジグソーパズルのようなものだと考えている。ジグソーパズルのパッケージには、一つの絵を完成させるためにたくさんのピースがバラバラになって入っている。本もこれと一緒で、1章読み終えるたび、脳にいくらかの情報が蓄えられるが、まだ絵ははっきりとしていないのである。章を読み進めるにつれ、どんどん絵がはっきりとしてくるだろう。そして、一度読み終えたら、完全に理解しているとまではいかなくても、あなたの臨床において役に立てるくらいには、「殿筋」について理解できているはずだ。

　筋力低下や神経発火パターンの問題がどれほど多くの患者やアスリートに痛みや機能不全を引き起こしているか。本書は、この問題についての理論と、治療家が単に症状だけでなく根本的な問題に対するアプローチを助ける治療プロトコルを加えた。これらすべてが理解されたならば、治療家はアスリートや患者に最適な殿筋のエクササイズの指導を十分に行うことができるだろう。

　現在、私が受け持っているほとんどの授業で（例えば、「肩関節上級特別クラス」ですら）、「殿筋がどのようにそれぞれの身体の部位の痛みを起こすのか」という質問を受ける。これまでは口頭で説明し、デモンストレーションをして応えてきたが、「この本を読んだら答えが載っているよ」と言えずにいた。私が本書を執筆する目的は、そんな学生達の質問と要望に答えることにあるといっていい。学生だけでなく、すでに臨床経験のある人も含め、いずれ多くの治療家の助けとなるものを書けたらと思う。殿筋を最大限活用する方法を本書で理解することによって患者の痛みや、身体の他の部位での機能不全を軽減することにつながると信じている。

数年前、私は"Putting maximus back into the gluteus."と題する記事を執筆した。他にもいくつも記事を書いてきたが、このトピックが最も重要なものだと考えている。多くの人に読まれ、内容に関する数多くの意見やメールを治療家から（ときには患者からも）いただいた。記事の執筆が自体楽しかった。これがきっかけで、治療家が殿筋を最大限に機能させるための実践ガイドを執筆することになった。本書の第1章は前出の記事を修正したものである。これを読めば、その後の章を読み続ける意欲が湧いてくるはずだ。願わくば、全部の章を通して殿筋に関連する痛みや機能不全を探求する旅に付き合っていただきたい。

　トルコでの3週間の休暇は、執筆するのにちょうどよい機会となった。日光浴は好きだが、過去に皮膚がんを患った私（父は皮膚がんにより亡くなっている）が、1日中日光の下にいるのは賢明とはいえない。そこで執筆しながら時間を過ごした。ある朝、コーヒーを飲みながらノートパソコンでタイピングをしているところに、息子のThomasがやってきて何をしているのか尋ねた。Thomasは私が前年に本を書いたことを知っていた。彼がそのとき理解していたかどうかは分からないが、もう1冊殿筋に関する本を書こうと思っていることを話していたので、それに取りかかっているんだと伝えた。しかし、12歳の少年に「大殿筋」や「中殿筋」といったことを説明したところで伝わらない。そこで、彼には「"ケツ筋"に関する本を書いている」と言った。すると、「お父さんは、"ケツ筋"だけについて丸々1冊の本を書くの？」とThomasが尋ねた。「そうだよ」と答えると、さらに彼は尋ねた。

　「でも、ケツなんてでかくて、柔らかいだけでしょ？」

　私たちが旅を始めるにあたって、殿筋の役割に対する理解をより深めるために、すべての章に目を通す気持ちになってもらえたら幸いである。この本を読み終わったときには、あなたはお尻がただ「でかくて、柔らかいだけ」ではないことに気づいているはずだ。

謝 辞

　このたび、私に再び執筆の機会をくれたLotus PublishingのJon Hutchings氏に謝辞を述べたい。願わくは、前作『Muscle Energy Technique』同様、この本が成功をつかむことを祈る。

　さらに、オクスフォード大学のJack Meeks氏やモデルたち、そして、この本のための写真の編集に多大な時間を割いてくれたIan Taylor氏にも謝辞を述べたい。

　個人的な謝辞を送りたいのが、私にオステオパシーの指導をしてくれた、筋骨格系の問題を専門とする理学療法士Gordon Bosworth氏だ。私が出会った、最高の理学療法士の一人である。彼のおかげで今日の私があり、今でもインスピレーションを与えてくれる。

　私にとって世界のすべてである息子、Thomas Rhys Gibbonsは、私がこの本を執筆し始めたときは12歳だった。彼がいたことが、ここまで到達するためのモチベーションとなった。私には追い求めている多くの夢や願望があり、私はそのうちの一つを成功させるために、今行動している。それが、最初不可能だと思ったことでも忍耐を持って継続すれば、人生は変わり始め、ついには実現するんだということを息子に証明することにもつながる。

　いずれ彼が私の書いた本を読んで、父が人生で成し遂げたことを知り、自分でも簡単にできるんじゃないかと感じてくれればと思う。人生の目標を持ち、いくらかの情熱を方程式に加えれば、どんなことだって達成可能である。私の成功と決心が彼の人生の成功のきっかけとなることを願っている。

　私の妹Amanda Williamsと彼女の家族にも感謝している。彼女とその子どものJamesとVictoria（私もずっと成長を見守ってきた10代のすばらしい子どもたち）の長く続く幸せを心から祈っている。

　最後に、私の機嫌の悪い日々も我慢して何年も私に付き添ってくれたフィアンセのDenise Thomasに最大限の謝辞を送る。あなたは、ここ数年私が夢を追うことを許し、励まし、導いてくれた。あなたなしではこの本の完成はあり得なかった。

John Gibbons

Contents

監訳者のことば ……………………………………………………………………… 3

まえがき ……………………………………………………………………………… 5

謝辞 …………………………………………………………………………………… 7

第1章　身体各部とつながる大殿筋 ……………………………………………… 11

第2章　筋不均衡と筋膜スリング ………………………………………………… 19

第3章　殿筋と歩行周期 …………………………………………………………… 41

第4章　脚長差と過外反 ── 殿筋による影響 ………………………………… 51

第5章　大殿筋の機能解剖学 ……………………………………………………… 67

第6章　中殿筋の機能解剖学 ……………………………………………………… 79

第7章　マッスルエナジーテクニック …………………………………………… 87

第8章　原因としての拮抗筋 ── 腸腰筋、大腿直筋、内転筋群の重要性 … 97

第9章　膝や足首の痛みを引き起こす大殿筋や中殿筋の問題 ………………… 117

第10章　腰痛を引き起こす大殿筋や中殿筋の問題 ……………………………… 127

第11章　殿筋群の抑制効果による筋力低下の鑑別 ……………………………… 135

第12章　大殿筋と中殿筋の安定性向上エクササイズ …………………………… 143

付録　大殿筋と中殿筋の安定性向上エクササイズシート ……………………… 193

参考文献一覧 ………………………………………………………………………… 198

索引 …………………………………………………………………………………… 202

第1章
身体各部とつながる大殿筋

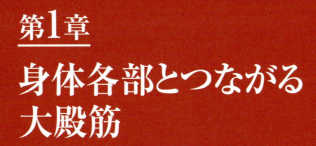
Putting the Maximus Back into Gluteus Maximus

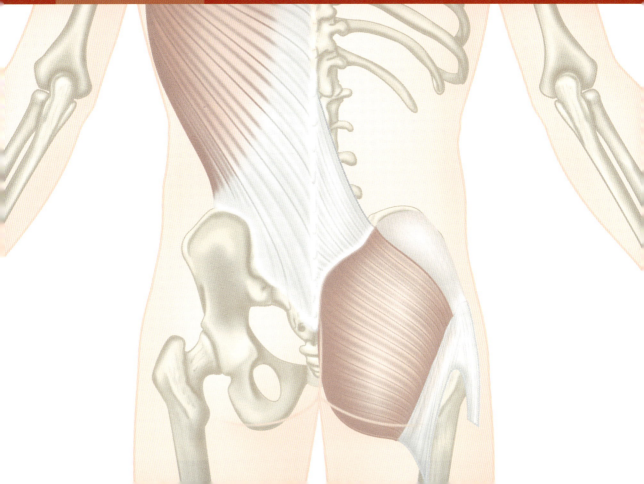

治療家は症状や病歴といった限られた手がかりから、必要な検査を行い、まるで探偵のように根本的な原因にたどり着かなければならない。この章の目的は、左肩の痛みを訴えてきた患者のケースを通して、根本的な原因が「痛みを訴えている部位とは別の部位にあり得る」と説明することである。

つまり、この章で、Dr. Ida Rolf が言った「痛みがあるところに、原因となる問題はない」ということを、オクスフォード大学のクリニックにおける私自身の臨床ケースを用いて実証できればと思っている。理学療法士としてだけでなく、アスリートを診るオステオパスとして経験を積むにつれ、「アスリートや患者が訴える多くの問題はあくまで症状であって、実際の原因ではない」ことに確信を持ってきた。この確信が、私がこの章の原型である "Putting maximus back into the gluteus"[1] を書く原動力となり、ついには、本書を書くに至った。

以下のケーススタディは、私が本書で提供する情報のわずかな断片であるが、実際に私のクリニックにコンサルテーションに来た患者に関するものである。

ケーススタディ *Case Study*

患者は34歳の女性で、英国空軍にフィジカルトレーナーとして勤めている。左肩甲骨上部の痛みを訴え、来院した（図 1.1）。症状は4マイル（約6.4キロ）ほど走ったときに起こり、それ以上の続行は、激しい痛みにより困難となった。その後、違和感が治まっても、再開しようとするとすぐ再発する。発症して8カ月になるが、この3カ月で特に悪化しており、仕事にも支障をきたしている。症状と関連する病歴、事故歴はなし。

何人かの治療家から上部僧帽筋への治療を受けたあと、オステオパスからは頚椎と肋骨部への治療を受けた。彼女が受けた治療のほとんどが、症状のある部位の軟部組織（僧帽筋、肩甲挙筋、胸鎖乳突筋、斜角筋など）へのアプローチに偏っていた。また、第4・第5頚椎間、第5・第6頚椎間の椎間関節へのマニピュレーションもオステオパスによって行われている。症状部位へのマッスルエナジーテクニックやトリガーポイントへのアプローチも行われ、一時的な症状の解消も診られたが、再び4マイル以上走ろうとすると痛みが再発した。MRIやレントゲンなどの検査は受けていない。

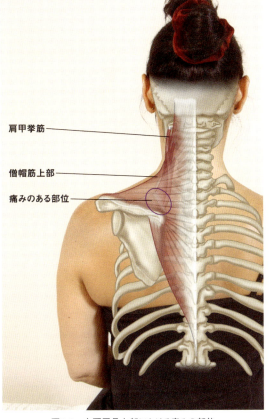

図1.1　左肩甲骨上部における痛みの部位

評価　Assesment

　治療家は問診中に症状に特異的な質問をし、問題の全体図を頭のなかに描く。このプロセスにより仮説（初期診断）を導き出し、どの組織の問題が症状を引き起こしているのかを推測することができる。問題の患者の場合、左肩甲骨上部の痛みの原因の可能性としては、以下が挙げられる。

- 上部僧帽筋
- 肩甲挙筋
- 斜角筋
- 肋骨
- 頚肋（第7頚椎の横突起からなる余分な肋骨）

問診によって主観的な情報を集めたあとは、客観的な情報を得るための検査に移る。ここで、最善の評価を決めるために筋骨格系への専門的な検査を用いる。その一つが関節可動域の計測である。まず患者主動の自動関節可動域検査、続いて施術者主動の他動関節可動域検査を行い、関連している関節の状態を確認する。次に抵抗テストを行い、特定動作時の筋力や収縮組織（筋肉や腱など）の関連性を確認する。また指先の感覚を用い、関連する組織の状態を確かめる。その他、評価のために必要に応じた検査を適宜行う。

患者の痛みの原因の可能性として、下記が推測された。

- 第4・第5頚椎間、もしくは第5・第6間の椎間関節からの関連痛
- 上部僧帽筋、もしくは肩甲挙筋の保護メカニズムによる攣縮
- 肩甲上腕関節、肩峰鎖骨関節、または胸鎖関節の機能不全
- 第4・第5頚椎間、もしくは第5・第6間の椎間板ヘルニア
- 第1肋骨の隆起（片方の斜角筋がもう一方と比べて短い、もしくは緊張している）
- 姿勢──胸筋、胸鎖乳突筋の緊張もしくは菱形筋、前鋸筋の筋力低下によるアッパークロス症候群（あごを突き出した状態で頭部が前方にシフトし、肩が丸まった状態）
- 左肺上葉の僧帽筋への関連痛
- 横隔膜──第3〜第5頚椎から出る神経を源とする横隔神経に支配されているため、皮膚知覚帯によると肩周辺部への関連痛を起こし得る（皮膚知覚帯は一つの神経根が知覚する皮膚の部位）

このように、患者の訴える痛みの原因となり得るものは数多くある。このリストはすべての可能性を網羅しているわけではなく、「肩・僧帽筋部の痛み」という一般的な症状に出くわしたときに考慮すべき、いくつもの道筋のなかから特に注意したいものである。

ホリスティック（全身的）なアプローチ　　Taking a Holistic Approach

　では次に、患部だけの局所的な診方ではなく、患者を全体で診てみよう。「4マイル走ったあとに症状が発現する」と言ったことを覚えているだろうか。
　私が新患を診るとき、どんな症状であっても、骨盤の位置と動きを検査する。この部位は、それがつながるその他すべての部位の「基盤」であるからだ。クリニックでの経験として、骨盤の機能不全を取り除くと患者の症状が落ち着く傾向にあった。しかし、この患者のケースでは、骨盤は水平で、動きも正常であった。そこでアスリートに対してよく行う、大殿筋の神経発火パターン検査（P.77）を行った。この検査は通常、骨盤の位置が正常な場合に行われる。もし骨盤の位置がわずかにずれていれば、神経発火の問題が診られるのである。
　この患者の場合、両側の大殿筋の筋力低下および神経発火の問題が診られ、かつ右側のほうがわずかに遅かった。骨盤の機能不全が診られなかったことから、この切り口から突き詰めていくことにした。

　この先に進む前にあなたにいくつか質問したい。

- 右大殿筋の筋力低下が、左僧帽筋の痛みをどのように起こし得るか。
- 大殿筋と僧帽筋に関連性はあるか。あるとしたら、どのように関連しているか。
- その問題をどのように解決できるか。
- そもそも何が根本的な原因か。

　これらの質問に答えるには、後の章で詳細について語るが、身体の機能的構造、そして大殿筋とその他の身体の機構との関連性を考えなければならない。

大殿筋の機能　　Gmax Function

　大殿筋は主に股関節の強力な伸筋、外旋筋としての役割を持つが、歩行時に「力拘束」することで仙腸関節を安定させるのをサポートする役割も持つ。

　大殿筋の筋線維のいくらかは、仙骨から坐骨結節に走る仙結節靱帯と交わっている（図2.4、P.29）。この靱帯は、仙腸関節を安定させるうえでとても重要だといわれている。この働きをより理解するためには、2つのコンセプトについて考えなければならない。それが「形態拘束」と「力拘束」である。ともに仙腸関節の安定性に関係している（図1.2）。

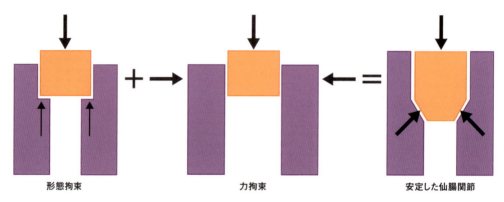

図1.2　「形態拘束」と「力拘束」

　隆起や溝、そして腸骨の間に割り込んでいる状態ということもあり、仙骨の形状は仙腸関節を自然に安定させる。これが「形態拘束」である。もし仙骨と腸骨の関節面が完全な形態拘束で合致したとき、そこに動きは存在しない。

　しかし、「形態拘束」が完全ではなく、動きが存在するとき、負荷がかかった際の安定性が必要となる。それは、負荷がかかる瞬間に関節に対して圧力をかけることで可能になる。これには関節を囲む靱帯、筋肉、そして筋膜が重要である。この付加的な圧力で仙腸関節を安定させる仕組みを「力拘束」という。

　身体が効率的に機能しているとき、寛骨と仙骨間の力は適切にコントロールされていて、体幹から骨盤、脚へと適切に負荷が伝えられる。さて、これがどのように患者の問題と関係してくるのか。オクスフォードのボートチームについて以前書いた記事[2]で、後部斜角スリング（P.69）について触れた。この機構は、大殿筋と広背筋を胸腰筋膜を通して直接的につなげるものである（図1.3）。広背筋は上腕骨の内側に停止を持ち、肩甲骨を胸郭に対して押さえたうえで、肩甲骨の下制を手伝う役割を持つ。

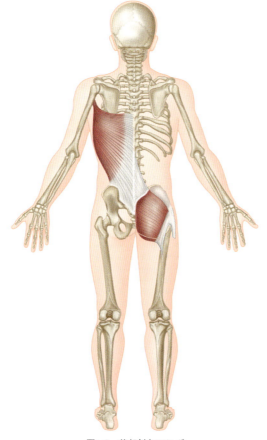

図1.3 後部斜角スリング

つなぎ合わせる　Piecing All Together

　さて、今分かっていることは、患者の右大殿筋の神経発火パターンがわずかに遅く、この筋肉は仙腸関節への力拘束の役割を担っているということだ。右大殿筋がその役割を十分に果たしていないとき、関節を安定させために他のもので補完する必要がある。左広背筋は右大殿筋、仙腸関節を安定させる協力筋として働くのである。

　患者がランニングするとき、足が接地する瞬間、歩行運動の一連の動きを通して左広背筋が過収縮を起こした状態になる。それが左肩甲骨を下ろそうとするので、上部僧帽筋や肩甲挙筋がそれに抵抗する。次第に筋肉の疲労が始まり、この患者の場合、約4マイル地点で、左肩甲骨上部に痛みを感じるのである。

治療法　Treatment

　大殿筋の筋力低下を治療する簡単な方法は、単に強化エクササイズを処方すればいいだけだと考えるかもしれない。しかし、実際のところそれが必ずしも正しいわけではなく、拮抗筋の緊張が筋力低下につながる場合もある。このケースでは腸腰筋（股関節の屈筋）の緊張、または短いことが大殿筋の働きを阻害し、筋力低下を引き起こす。この難問に対する私の答えは、大殿筋の強化トレーニングを導入すると同時に右腸腰筋をストレッチし、大殿筋の神経発火を促すことである。これに関しては第8章と第12章でさらに詳細を説明する。

予後と結論　Prognosis and Conclusion

　私は、彼女にランニングを控えてもらったうえで、パートナーに手伝ってもらい腸腰筋、大腿直筋、内転筋群のストレッチを日に2回するようにアドバイスした。強化トレーニングも同様に、日に2回続けるようにアドバイスした（これらのトレーニングに関しても後の章で議論したい）。10日後に再検査すると、大殿筋の伸展時神経発火パターンは正常。腸腰筋、大腿直筋、内転筋群の緊張も改善していた。このような改善結果から、痛みを感じなければ好きなだけ走ってもよいと彼女に伝えた。当初問題を解決できるか確信がなかったが、彼女は「6マイル（約9.6キロ）走っても痛みを感じなかった」と報告してくれた。彼女は現在痛みを感じることはないが、大殿筋の強化トレーニングと緊張している筋肉に対するストレッチは続けているようだ。

　このケーススタディは、「根本的な原因は症状のある部位には存在しない場合がある」ことを証明している。それは、つまり問題をあらゆる方向から見る必要があるということだ。

　さて、ここまではこのあとに続くコース料理の試食のようなものだが、十分に興味を持ってもらえただろうか。最初にいった通り、この本の内容はジグソーパズルのようなものである。読み進めるにつれて、その絵はよりはっきりとしてくるだろう。

第2章
筋不均衡と筋膜スリング

Muscle Imbalance and the Myofascial Slings

この章では、大殿筋の機能不全にもつながる筋不均衡（muscle imbalance）について説明する。個々の殿筋についてあまり多くは言及しないが、さまざまなタイプの筋肉の機能、そして、それぞれがどのように姿勢に影響を与えるのかを理解する必要はある。私たちが痛みを感じたとき、身体のどこかに機能不全があることは容易に想像できる。機能不全があるということは、筋不均衡があるということであり、筋不均衡が生じる過程のどこかで殿筋がかかわっているということは間違いない。

　人間は「習慣の生き物」である。私たちは、ある物事が「普通」になるまで一定のペースで同じことを繰り返す。

　腸腰筋を例に取ってみよう。この筋肉は、ほとんど常に収縮した状態を強いられている。朝起きれば朝食をとるために自然とキッチンテーブルにつき、職場に向かうために車に乗り込み、職場では1日のほとんどを机に向かって座りっぱなしで過ごす。昼食をとるときだって座っている。仕事が終わればまた車で帰路につき、夕食をとるためにまたキッチンテーブルにつく。そのあとは、アームチェアかソファに座ってテレビを見ながらリラックス。そして、寝るときですら、私たちの多くは赤ん坊のように横向きに丸まった格好で眠ることを好み、そして、朝、起床してまた同じことを繰り返す。それが問題をより悪化させる。

　お気づきのように、私たちの習慣やライフスタイルは、1日中、腸腰筋を収縮させている。後の章で触れるが、この筋肉は不自然に収縮した状態を長時間強いられることで、ついにはその状態で固まってしまう。

　腸腰筋の緊張は、ジグソーパズルのピースの一つであり、患者の訴える症状の重要な手がかりとなる。緊張した状態は拮抗筋（この場合は殿筋）の長さを変化させることから、腸腰筋は問題解決のためのキーとなり得るのだ。もしこの殿筋群が慢性的に伸びた状態にあると、筋力低下へとつながる。

姿勢 *Posture*

定義：姿勢とは身体の位置や状態のことである[3]

　Martin, C.（2002）によると、姿勢は以下の3つの機能を満たさなければならない[4]。

- どのような体勢（背臥位、腹臥位、座位、四つん這い、立位）でも、身体のアラインメント（各部位の適切な相対的位置関係）を保つこと。
- 「物を取る」「歩く」といった目的を達成するために必要な動作に合わせ、身体の状態を変化させること。
- 予期せぬ阻害や摂動に対して反応できること。

　上記3点から、姿勢とは「純粋に静的な状態であるとともに、能動的であり、均衡（バランスを保つこと）と同義」であるといえる。座位や立位のような静止状態だけでなく、

動作中もきれいな姿勢を保たなければならないのだ。

　運動中にきれいな姿勢を保つためには、静止状態の姿勢の法則を当てはめることができる。いったんそれが理解できると、姿勢に問題があれば見つけ、それを矯正するための方法も取れる。「よい姿勢」「悪い姿勢」は次のように説明することができる。

- 「よい姿勢」とは、身体の器官を故障や進行性の変形から保護するための筋肉や骨格のバランスを指し、それは直立だろうが、寝ていようが、しゃがんでいようが関係ない。
- 「悪い姿勢」は、身体の各部位の相対的位置関係の間違いであり、バランスが悪いことで身体が効率的に使えていないので、関節に負担をかけている。

　ご存知の通り、筋肉は速筋と遅筋で構成されており、それぞれ異なる機能を持っている。遅筋（タイプ1）は姿勢を保つといった低負荷の活動を担っており、速筋（タイプ2）は力強い大きな動作に関与している。筋細胞はさらに2種類のカテゴリーに分類することができる。それが姿勢筋と相動筋である。

姿勢筋と相動筋 *Tonic (Postural) and Phasic Muscles*

　1987年、Janda, V. は進化と発達の過程を基に2つの筋グループに分類した[5]。すなわち、筋肉は、機能的に姿勢筋と相動筋に分けることができる。姿勢筋は屈筋によって構成されており、成長するにつれ、優勢な機構となる。2001年、Umphred, D.A. が姿勢筋は反復と律動（リズム）に関与し、屈筋と相乗的に機能する一方、相動筋は伸筋によって構成され生後すぐに発現することを突き止めた[6]。相動筋は伸筋がかかわり、重力に対して遠心性収縮を行う（姿勢筋と相動筋の分類は表2.1を参照）。

表2.1　姿勢筋と相動筋

主要な姿勢筋	主要な相動筋
肩甲帯	
大胸筋・小胸筋 肩甲挙筋 僧帽筋上部 上腕二頭筋 頸部伸筋群：斜角筋、起立筋群（頚椎） 胸鎖乳突筋	菱形筋 僧帽筋下部 僧帽筋中部 前鋸筋 上腕三頭筋 頸部屈筋群：舌骨上・下筋群、頚長筋
前腕	
手首屈筋	手首伸筋
体幹	
起立筋群（腰椎、頚椎） 腰方形筋	起立筋群（胸椎） 腹筋群
骨盤	
大腿二頭筋、半腱様筋、半膜様筋 腸腰筋 腸脛靭帯 大腿直筋 内転筋群 梨状筋、大腿筋膜張筋	内側広筋 外側広筋 大殿筋 中殿筋 小殿筋
下脚	
腓腹筋、ヒラメ筋	前脛骨筋、腓骨筋群

安定させることが役割の筋肉（姿勢筋）は、負荷がかかると短縮する傾向を持っている一方、他の筋肉（相動筋）はもっと能動的な役割を持ち、弛緩した結果として機能が抑制される傾向にあると、これまでいわれてきた。短縮する傾向のある筋肉の主な役割は姿勢のコントロールだが、殿筋の機能を抑制し筋力低下させ得る。

　しかし、「ある筋肉が弛緩しているときに、他の筋肉は収縮する」というルールには例外もあって、筋肉のなかにはその構造を適応させることができるものもある。例えば、斜角筋は姿勢筋だという人もいれば、相動筋であるという人もいる。私たちは特別なテストから、筋骨格のどこに機能不全があるかによって、斜角筋が収縮し凝り固まっている場合と、弛緩し弱まっている場合があることを知る。

　姿勢筋と相動筋にはそれぞれ特異性があるが、多くの筋肉はタイプ１、タイプ２の筋細胞の両方の特性を併せ持っている。例えば、ハムストリングは姿勢安定の機能を持っているが、多関節型（２つ以上の関節の動きにかかわる）の筋肉であり、当然ながら収縮する傾向を持つ。

表2.2　筋肉の収縮と弛緩

	姿勢筋	相動筋
機能	姿勢保持	動作
筋タイプ	タイプ１	タイプ２
疲労	遅い	早い
反応	収縮	弛緩

姿勢筋　Postural Muscles

　姿勢筋（図2.1）は重力に対抗する役割を担い、姿勢保持と密接に関連している。遅筋は収縮を長時間保つことができるが、一般的に短縮し、緊張するため、姿勢保持により適している。

　姿勢筋は疲労に耐える必要性から遅筋が優勢であり、細い運動ニューロンにより支配されている。それにより興奮閾値が低く、神経インパルスは相動筋より早く姿勢筋に伝わる。このことから、姿勢筋は相動筋を阻害し収縮を抑えている。

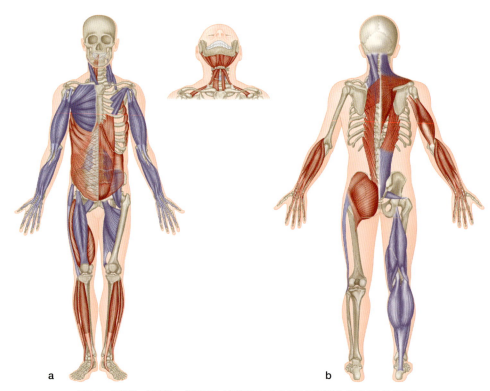

図2.1　姿勢筋・相動筋　a)前面図、b)後面図。青色が主に姿勢筋、赤色が主に相動筋

相動筋　Phasic Muscles

　相動筋（図2.1）の主な機能は、「動かすこと」である。これらの筋肉は姿勢筋より表面にあり、多関節にわたる傾向にある。主にタイプ2の筋細胞により構成されており、意識的なコントロール下にある。

　収縮して固くなった筋肉は関連する相動筋の働きを阻害し、その働きを弱める。固くなる傾向にある筋肉と、それに関連して筋力低下する筋肉の関係は一方通行である。固くなる傾向にある筋肉が固縮すると、弱くなる傾向にある筋肉の働きを阻害され、弛緩し筋力低下が起きる。先ほどの腸腰筋と殿筋の関係性はこれにあたる。

ストレッチ前後の筋活動 *Muscle Activity Before and After Stretching*

では、過緊張の脊柱起立筋の、ストレッチ前後の活動状況を筋電図で見てみよう。表2.3は体幹が屈曲している間、脊柱起立筋の活動が活発なことを示している。ストレッチのあとは、屈曲している場合（腹直筋の活動を促す）も伸展している場合も、脊柱起立筋の活動は抑えられている。

表2.3　筋活動の筋電図検査[7]

	1回目の結果			2回目の結果		
腹直筋	〰〰	〰〰	〜	〰〰	〰〰	〜
脊柱起立筋	〰	〰	〰〰	〜	〜	〰〰

(Hammer,W.I.1999.Functional Soft Tissue Examination and Treatment by Manual Methods: New Perspectives,2nd edn, Gaithersburg,MD:Aspen. より引用)

筋不均衡の影響 *Effects of Muscles Imbalance*

Janda, Vによる1983年の研究結果は、過緊張の筋肉はSherringtonの相反神経支配の法則の働きによって、主動筋の働きを阻害するだけでなく、本来であれば関係のない動作のときも活性化してしまうことを示した[8]。筋不均衡を取り除くために、弱く弛緩した筋肉を強化する前に、マッスルエナジーテクニックを用いて過活動の筋肉をリラックスさせるが、これはJandaの研究結果と合致する。

もし筋不均衡を放置すれば、身体は不均衡を補完するための姿勢になり、筋骨格系への負担を増やし、組織の損傷、故障へとつながる。すると姿勢筋は縮まり、相動筋が弛緩して負のサイクルに入ることになるのだ（表2.4）。

表2.4 筋骨格系悪化の負のサイクル

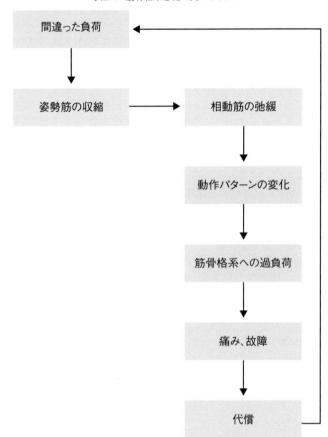

　筋不均衡は最終的に、姿勢に反映される。先にいったように、姿勢筋は細い運動ニューロンに支配されているため興奮閾値が低い。姿勢筋は相動筋より早く興奮閾値に達するため、拮抗筋である相動筋を阻害し、収縮を抑えてしまう。
　筋肉が機能的でない場合や繰り返し負荷をかけられるとき、姿勢筋は短縮し、相動筋が弱まって「長さ」と「張り」の関係性に変化が起こる。最終的には筋肉が軟部組織や骨格の位置を変えることで、姿勢に直接影響を及ぼす。

体幹筋との関係 *Core Muscle Relationships*

　腰痛に悩む人の数は、増加の一途をたどっている。私たちは、筋肉の問題がどのように体幹や腰部骨盤部の安定性に影響を与え、マッスルエナジーテクニックがどのように検査や治療プランに組み込まれるかを理解する必要がある。

　骨盤、正確には仙腸関節が安定性に影響を与える2つの主な要因がある。「形態拘束」と「力拘束」である。

形態拘束　Form Closure

　形態拘束は、寛骨と仙骨の形状（腸骨の間に仙骨がくさび石のようにはまる）により可能となる。仙腸関節にかかる大きな負荷に適応できる形で、関節面は比較的平らなので、そこにかかる圧力を伝えやすい構造となっている。しかし、平らな関節面はその関節面と平行な力に対しては弱い傾向にある。

　仙腸関節は、平行に働く力に対して3つのメカニズムで保護されている。1つ目に、仙骨はくさびの形をしていることで、両側から寛骨により押さえられている。2つ目に、他の滑膜関節と対照的に、関節軟骨の表面がなめらかではなく、不規則でデコボコしたものである。3つ目に、仙腸関節を垂直に切った断面図を見れば分かるが、軟骨に覆われた骨部が関節の隆起線や溝にはまっている。これは一見不規則な形に見えるが、互いに合致しており、圧力が加えられたときに安定性を保つ構造になっている。

力拘束　Force Closure

　もし仙骨と寛骨の関節面が完全に合致しているならば、関節は動かない。しかし、実際には仙腸関節の形態拘束は完璧ではなく、負荷がかかったときに関節面を安定させる必要がある。関節面の安定は、負荷がかかる瞬間に関節面への圧力を増すことで可能となる。これを行うのが、靱帯、筋肉、筋膜といった組織である。これらの組織によって付加的に仙腸関節に加えられる力で圧迫する仕組みを力拘束という。仙腸関節が圧迫されたとき、関節面の摩擦を増やし、形態拘束を補強するのである（図2.2）。

仙腸関節の安定性　Sacroiliac Stability

　靱帯、筋肉、筋膜といった組織が協力して力拘束を担うシステムは、総じて「骨関節靱帯機構（osteoarticular-ligamentous system）」と呼ばれている。身体が効率的に動くとき、このシステムによって寛骨と仙骨の間にかかる剪断力が適切にコントロールされ、体幹や骨盤から脚、そしてその逆へも力を伝えることが可能となる。

　大殿筋の一部は胸腰部の筋膜だけでなく、仙結節靱帯ともつながっており、仙腸関節を安定させるのに重要な機能を果たしている。大殿筋は胸腰筋膜を通して反対側の広背筋につながり、後方斜角筋膜スリングを形成する（詳しくはP.36「アウターユニット：統合筋膜スリング機構」の項を参照）。大殿筋の筋力低下、もしくは神経発火パターンの問題は後方斜角筋膜スリングの機能を低下させてしまい、仙腸関節の故障につながる。さらに、大殿筋の筋力低下や神経発火パターンの問題は二次的な問題として、反対側の広背筋の過活動を引き起こす。そのため、ウォーキングやランニング中、特に負荷のかかる仙腸関節はより安定している必要がある。

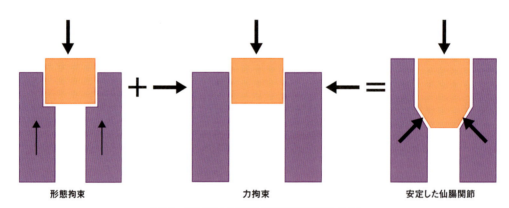

図2.2　形態拘束、力拘束と仙腸関節の安定性の関係

　骨盤帯は、どのような位置にあるときに最も安定するだろうか。研究によると、動作中に仙骨のニューテーション（寛骨間にある仙骨のうなずき運動）が起こる。例えば、座位から立位への移行時などで、体幹の屈曲や伸展中に最大限のニューテーションが起こる。このとき、仙骨のニューテーションが骨盤後部の主な靱帯（仙結節靱帯、仙棘靱帯、骨間仙腸靱帯）を引き伸ばし、仙腸関節への圧力を高める。こうして、歩行周期中や座位から立位への移行中の関節に必要な安定性が与えられる。

仙骨のニューテーションとカウンターニューテーション　Sacral Nutation and Counternutation

　Osar, E.（2012）によると、ニューテーションとは仙骨底の前下方への動き（前傾）、カウンターニューテーションとは仙骨底の後上方への動き（後傾）を指す[9]（図2.3）。ニューテーションは片足立ちをしている間、仙腸関節を固定するのに必要である。ニューテーションができないと、片足立ち時に不安定になり、トレンデレンブルグ歩行の原因の一つとなる。一方、カウンターニューテーションは仙腸関節を緩めることで、寛骨の前方回旋と股関節の伸展を可能にする。カウンターニューテーションができないと、腰部骨盤部が屈曲することになり、腰椎の不安定性につながる。

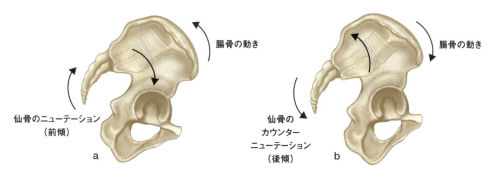

図2.3　a. 骨盤の後方回旋と仙骨の前傾　b. 骨盤の前方回旋と仙骨の後傾

力拘束靱帯　Force Closure Ligaments

　力拘束を担う主な靱帯は、仙骨から坐骨につながる仙結節靱帯と、第3仙椎と第4仙椎から上後腸骨棘につながる後仙腸靱帯がある（図2.4）。

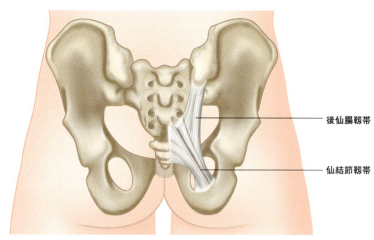

図2.4　力拘束靱帯

靱帯はつながっている骨が動くことで引っ張られ緊張するか、その骨についている筋肉が収縮することで、関節への圧力を高める。仙結節靱帯の張力は、寛骨が仙骨に対して後方に動くニューテーション、または大腿二頭筋、梨状筋、大殿筋、多裂筋が収縮することで増大する。

　寛骨を前方旋回させる、カウンターニューテーションを抑制する主な靱帯は、長後仙腸靱帯と後仙腸靱帯である。ニューテーションと比べて、カウンターニューテーションでは仙腸関節が緩いと、水平または垂直にかかる負荷に対して骨盤が不安定となる。また、後仙腸靱帯は痛みを発することが多く、上後腸骨棘のすぐ下に触診できる。

　さらに、これらの靱帯だけで骨盤の安定性を保っているわけではなく、いくつかの筋組織がサポートしている。腰部や骨盤の安定に貢献している筋肉は、インナーユニット（体幹）とアウターユニット（筋膜スリング機構）という2つの重要なグループに分けることができる。

　インナーユニットは腹横筋、多裂筋、横隔膜、骨盤底筋によって構成されており、体幹筋や局所的な安定を担っていることで知られている。アウターユニットはいくつかの筋機構（スリング）によって構成されており、それぞれが構造的、機能的につながることで身体全体の安定や動作を担っている。

フォースカップル（偶力）　　Force Couple

　定義：フォースカップル（偶力）とは、ある物体に対して同等の力が逆の方向に働き、純粋な回旋が起こっている状態のこと[10]。

　筋不均衡によって起こる骨盤の位置の変化は、その他のキネティックチェーン（kinetic chain：運動連鎖）に影響を与える。骨盤の適切な位置やアラインメントは、いくつかのフォースカップルが関係している。それらを矢状面、冠状面から分析したものを、それぞれ図2.5a～fと図2.6で説明してみた。

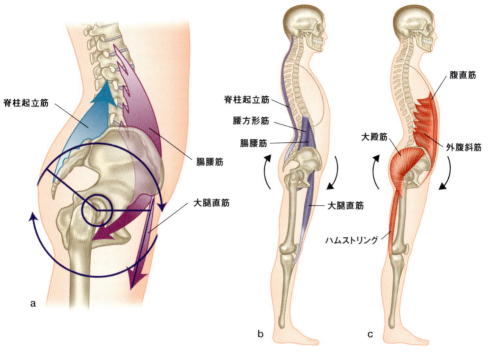

図2.5　a. 矢状面　骨盤フォースカップル（前傾）　b. 前傾：収縮筋　c. 前傾：弛緩筋

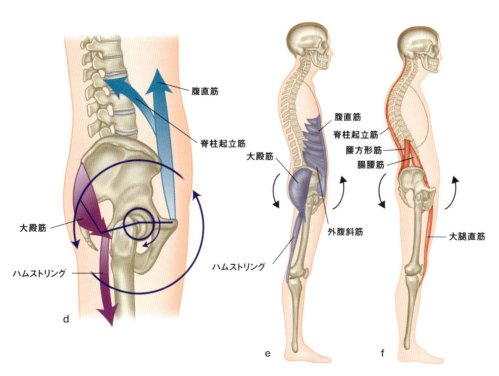

図2.5　d. 矢状面　骨盤フォースカップル（後傾）　e. 後傾：収縮筋　f. 後傾：弛緩筋

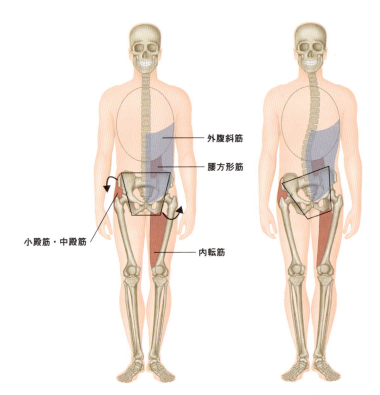

図2.6　冠状面　骨盤フォースカップル（側方傾斜）

インナーユニット：体幹 *The Inner Unit:The Core*

　定義：静的安定とは、構造のアラインメントを崩すことなく長時間一つの姿勢を保つ能力。

　静的安定（static stability）は姿勢安定（postural stability）とも呼ばれるが、この呼び方によって誤解が生じることもある。Martin, C.（2002）は「姿勢とは単に立位などの特定の状態を保っているだけのものではない。姿勢を保つことも、他の姿勢に移ることも、能動的な活動である」と言っている[4]。

　インナーユニット（図2.7）は、以下のものから構成されている。

- 腹横筋
- 多裂筋
- 横隔膜
- 骨盤底筋

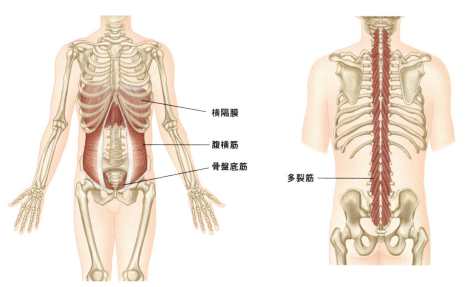

図2.7　インナーユニット：体幹

　本書では、特に姿勢と相動性の不均衡に関係し、触診も比較的容易な腹横筋と多裂筋のみに言及する。横隔膜と骨盤底筋は触診が困難なので、ここでは触れない。

腹横筋　Transversus Abdominis

　腹横筋は、腹筋のなかで最深部に位置する筋肉である。腸骨稜、鼠径靱帯、腰椎部の筋膜、6つの下部肋骨の軟骨部に起始を持ち、剣状突起、白線、恥骨で停止する。

　腹横筋の主な作用は腹壁を引っ張ることで、腹部を圧縮することである。これは臍が背中側に動くことから観察できる。この筋肉は脊椎を屈曲するわけでも、伸展するわけでもない。また、Kendall, F.P.（2010）は「この筋肉は直接側屈する役割は持たないが、白線を安定させることで、体幹前側と横側の筋肉（内腹斜筋、外腹斜筋）の働きを支えている」と述べている[11]。

　腹横筋は、インナーユニットにおいて重要な役割を担っているようである。Richardson, C. らの研究（1999）によると、腰痛に悩んでない人では、肩の動きの30ミリ秒前、足の動きの110ミリ秒前に腹横筋は神経発火を起こす[12]。これは、腹横筋が四肢の動きに必要な安定性に寄与しているという説を裏づける。吸気中、腹横筋が横隔膜の腱中心を引き下ろし、平らになると、胸腔は縦に伸び、腰部の多裂筋は圧縮される。

多裂筋　Multifidus

多裂筋は、腰部では最も中心近くに位置する筋肉であり、筋線維は腰椎棘突起付近から2つ、3つ下方の椎骨の腰椎乳頭突起へ収束する。第5腰椎より下にわたる筋線維は腸骨と仙骨に付着する。多裂筋は連続する細かい筋肉で、表面部のものと深部のものに分けることができる。

多裂筋は腰椎の屈曲や腰椎間にかかる剪断力に抵抗するだけでなく、腰椎の安定のために重要な伸展の役割を担っている。また体重を椎骨全体で支えることで、椎間板への負担を減らす役割も持つ。表面部分の多裂筋は脊柱をまっすぐに保つ働きを持ち、深部の多裂筋は脊椎の全体的な安定性に貢献している。

Richardson, C. らの研究（1999）は、腰部多裂筋と腹横筋が腰椎の安定性の要であることを証明した[12]。これらの筋肉が胸腰筋膜とつながり、Richardson, C. らの言う「腰痛対策の自然な深部筋肉コルセット」（a natural, deep muscle corset to protect the back from injury）となる。

「油圧増幅器」　Hydraulic Amplifier

Osar, E.（2012）によると、筋肉の収縮により油圧増幅効果が筋膜に包まれた内部で起きる[9]（図2.8）。すべての筋肉は筋膜に包まれており、収縮時に筋膜に対して押しつけられることが、関節周りのこりを生む。脊柱において、腰部脊柱起立筋と胸腰部の多裂筋の収縮が伸展の力を生み出す。腰仙部の多裂筋は収縮すると、後方に胸腰筋膜に沿って広がる（図2.9）。

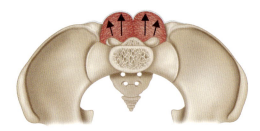

図2.8　多裂筋が収縮すると、胸腰筋膜に対して圧力を高め、腹横筋の収縮とともに椎骨間の安定性を高める

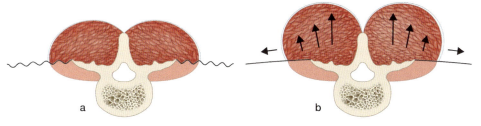

図2.9　a. 弛緩した多裂筋の横断面　b. 腹横筋と多裂筋の同時収縮は胸腰筋膜の緊張を高め、椎骨間の安定性を高める

　この作用は腹横筋が収縮し、胸腰筋膜を脊柱起立筋と多裂筋に引き寄せることで強まり、体幹の安定性を高める（図2.10）。

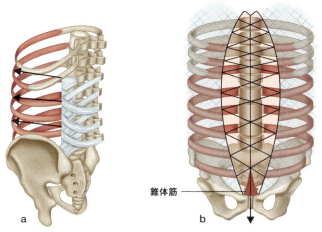

錐体筋

図2.10　a. 腹横筋が収縮することによって、胸腰筋膜の緊張が高まり、多裂筋と腰部脊柱起立筋がそれを足場に収縮し、脊椎がまっすぐな状態で安定性を持つことを助ける。　b. 錐体筋が収縮し白線（腱中心）が引っ張られると、腹横筋が収縮するために必要な安定した土台となる

アウターユニット：統合筋膜スリング機構
The Outer Core Unit:The Integrated Myofascial Sling System

アウターユニットの力拘束は後縦、側面、前面、後斜という、4つの筋スリング機構から成り立っている（図2.11～図2.14）。これらの筋膜スリングによる力拘束で、骨盤帯は安定する。これらのうちのどれかが弱いと、機能不全が起こり腰痛につながる。アウターユニットの筋肉は個別にトレーニングすることもできるが、効果的な力拘束が機能するためには、正確な同時収縮と弛緩ができなければならない。

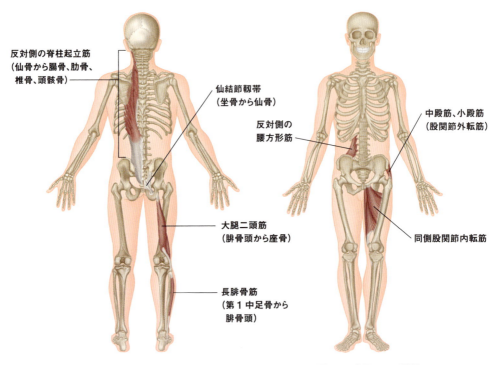

図2.11　後縦スリング機構　　　　　図2.12　側面スリング機構

統合筋膜スリング機構はいくつかの筋肉から成り立ち、多くの力と関係している。一つの筋肉は2つ以上のスリングとつながり、スリング同士も交わりつながっている。アウターユニットに属する筋膜スリングの例として、冠状スリング（内側と外側に分かれる）、矢状スリング（前部と後部に分かれる）、そして斜め螺旋スリングがある。スリングにはどこに起始停止があるという考えはなく、力を伝導するのに応じたつながりという考え方が前提としてある。スリングとは、すべてをつなげている一つの筋膜機構内の各部分を指し、特定動作で同定されたスリングはあくまでその一つの大きな筋膜機構のうちで、その動作と関連しているものである[13]。

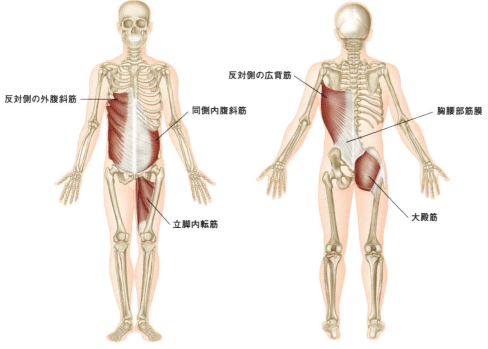

図2.13　前斜スリング機構　　　　図2.14　後斜スリング機構

　仙腸関節の安定性の第二要因である力拘束を復活させ、スリングのどの部分で動きが制限され安定性に支障を来しているのかを理解するために、筋肉の機能不全（筋力低下、不適切な活動、緊張）の箇所を見極め、治療することが重要である。

- アウターユニットの4つの機構が効果的に機能するためには、インナーユニットによる関節の安定性が必要である。
- アウターユニットが機能するために必要な身体の安定性をインナーユニットが十分につくられていない場合、筋肉のアンバランス、関節の故障、パフォーマンスの低下につながる。
- マシンによるトレーニングでは、アウターユニットは効果的に調整することができない。一般的にマシンによるトレーニングは、日々の機能的な動作とは関連しないからである。
- アウターユニットを効果的に調整するためには、クライアントの仕事やスポーツ環境に適した動作を含むインナーユニット、アウターユニット両方を統合して機能させるエクササイズが必要である（Chek, P. 1999）。

悪い姿勢 *Poor Posture*

　悪い姿勢には多くの異なる要因がある。それは、身体的トラウマであったり、筋骨格系の変形や、間違った身体への負荷かもしれない。長い時間座った状態（1日8時間以上）で過ごすことで、現代社会ではほとんどの人は重力に対する抵抗力を失い、身体の重心の位置も変わってきている。正しい姿勢では、姿勢筋は基本的にはオフの状態でエネルギーの消費も小さく、バランスを崩したときに直立姿勢を保つ場合にのみ反応する。理想的なアラインメントから外れると、姿勢筋の緊張が増し、エネルギーの消費も増えることになる。

矢状面で見た姿勢変位　Sagittal Postural Deviations

　図2.15～図2.17のように、矢状面から姿勢の変位を見ることができる。図では、右側の、特にどの筋肉が固縮し、どの筋肉が弛緩、筋力低下する傾向にあるのかを記述している。

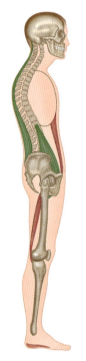

頭部：前方突出

頸部：わずかに伸展

胸部：下部はストレート／上部は屈曲

腰部：屈曲（ストレート）

骨盤：後傾

膝　：伸展（もしくは屈曲）

足首：わずかに底屈

弛緩・筋力低下：腸腰筋、背中の伸展筋（筋力低下は見られないかもしれない）

固縮：ハムストリング

図2.15　背部平面姿勢（flat-back posture）

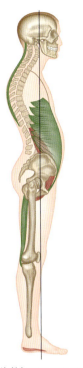

図2.16 前弯／後弯姿勢（kyphotic/lordotic posture）

頭部	：	前方突出
頚部	：	過伸展
肩甲骨	：	外転
胸部	：	過後弯
腰部	：	過前弯
骨盤	：	前傾
股関節	：	屈曲
膝	：	わずかに過伸展
足首	：	わずかに底屈
弛緩・筋力低下	：	頚部胸部屈筋、ハムストリング（筋力低下は見られないかもしれない）、腹斜筋
固縮	：	頚部伸筋、股関節屈筋

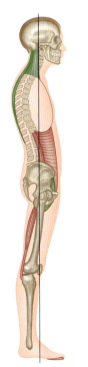

図2.17 凹円背姿勢（sway-back posture）

頭部	：	前方突出
頚部	：	わずかに伸展
胸部	：	前屈（後弯）
腰部	：	フラット（前屈）
骨盤	：	後傾
股関節	：	過伸展、前方突出
膝	：	過伸展
足首	：	ニュートラル（骨盤変位）
弛緩・筋力低下	：	腸腰筋、腹斜筋、頚部胸部伸筋、頚部屈筋
固縮	：	ハムストリング、腰部、上部腹筋

痛みと攣縮のサイクル　Pain Spasm Cycle

　姿勢の問題による初期の痛みの原因は、虚血である。筋肉への血流量は筋収縮の程度に反比例し、50〜60%の収縮で血流量はほぼ0にまで落ちる。慢性的に10%を超える等尺性収縮の状態だと、身体が恒常性を保てなくなるという研究もある。

　頭の重さは体重の約7%（肩と腕が約14%）である。例えば体重80kgの人であれば、頭の重さは5〜6kg程度である。もし頭と肩が理想的な姿勢から前方に突出した場合、頚部伸筋の過活動につながり、結果として血流が低下する。慢性的な等尺性収縮は筋肉に嫌気性代謝を強いることになり、乳酸やその他の痛みの原因となる物質を増加させる。適切な休息を取らないと、すでに虚血状態の筋肉の反射性収縮が始まる。そうなると、痛みと攣縮のサイクルという悪循環に陥ることとなる（図2.18）。

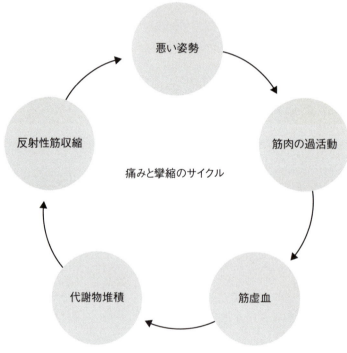

図2.18　痛みと攣縮のサイクル

第3章

殿筋と歩行周期

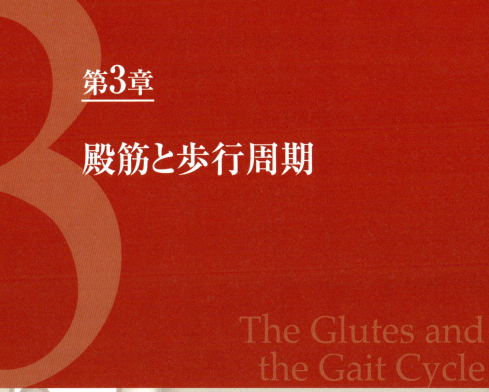

The Glutes and
the Gait Cycle

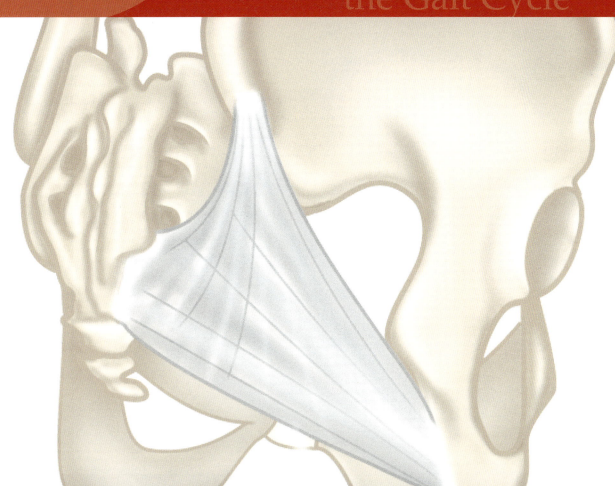

我々は普段、歩行がどのような仕組みで行われているかなど考えることなく、何の気なしに歩く。身体のどこかが痛んで初めて、歩行という行動はとても痛みを伴うものとなる。この章では、「歩行時に一体何が起きているか」について議論したい（説明中、実際に自分の身体を動かしてみてほしい）。

歩行周期 *Gait Cycle*

定義：「歩行周期」とは、歩行またはランニング時に起こるシークエンスである。片足が地面に着いた瞬間に始まり、同じ足が再び地面に着いて終わる。

歩行周期は、主に2つの段階を持つ。立脚期と遊脚期である（図3.1）。それぞれの周期は先導する足の踵が地面に着地した瞬間からの立脚期で始まり、遊脚期に進み、同じ足が地面に着地して終わる。立脚期はさらに「踵接地」「立脚中期」「推進」の3つの段階に分けることができる。

歩行はとても複雑で、調整された動きである。歩行周期について別の見方をすると、それぞれの歩行周期のなかで立脚期というのは加重負荷の段階であり、踵接地で始まり、同じ足のつま先が離れて終わる。遊脚期はつま先が離れるところから始まり、踵接地で終わる。歩行周期のうち60%は立脚期が占め、40%は遊脚期が占める。

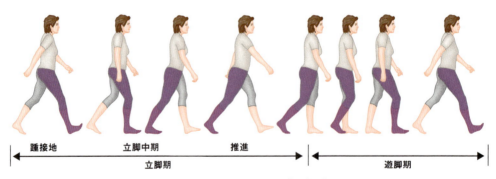

図3.1　歩行周期における立脚期と遊脚期

踵接地 *Heel-Strike*

立脚期において右足が着地しようとするとき、右股関節は屈曲し、膝は伸展、足首は背屈、内反の状態である。前脛骨筋が後脛骨筋に支えられ、足の背屈と内反を維持する働きを持つ（図3.2）。

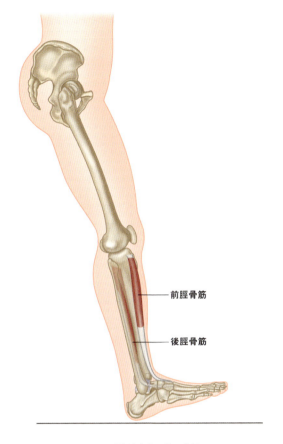

図3.2　踵接地直前の脚の位置

　通常の歩行において、踵接地の瞬間の足は約2度内反している。そこから距骨下関節が5～6度外反することによって、最終的に3～4度外反した状態となる。足は柔軟に適応する能力を持っている。

筋膜のつながり　*A Myofascial Link*

　足が背屈、内反していることにより、前脛骨筋（この解剖学的位置関係を担う主要筋であり、内側楔状骨と第一中足骨で停止する）が筋膜スリングのつながりの一部となる。このスリングは前脛骨筋の起始から始まり、長腓骨筋の停止（前脛骨筋と同様、第一中足骨と内側楔状骨）、そして同筋の起始である腓骨頭側面につながる。さらに、この部位で停止する大腿二頭筋から起始である坐骨結節へと続く（大腿二頭筋は坐骨結節に直接付着するわけではなく、多くが仙結節靱帯に付着する。30％ほどは仙骨尖外側角に直接付着するともいわれている）。スリングは仙結節靱帯から仙骨下外側部、そして対側の多裂筋、脊柱起立筋、そして後頭骨基底部へとつながる。この筋膜スリングは、後縦スリングと呼ばれる（図3.3）。

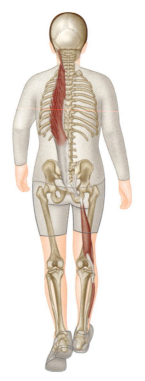

図3.3　歩行時における後縦スリング筋図

　つまり、あなたの足が接地する前から後縦スリングの筋膜は一定の緊張状態にあり、その負荷は大腿二頭筋の付着する仙結節靱帯に集中する。このつながりが仙腸関節への力拘束をより強め、荷重負荷のかかる歩行に必要な安定した骨盤をつくる。そして遊脚期において、右腸骨が後傾することで仙結節靱帯がより緊張し、仙腸関節の安定を高める（図3.4）。

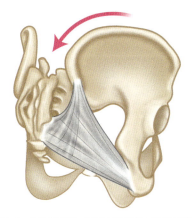

図3.4　右腸骨後傾による仙結節靱帯の緊張の増加

　では、立ち上がって、ゆっくりと、動きを通して、通常の歩行において実際に身体のなかで何が起こっているのかを理解してみよう。説明したように、踵の接地直前には股関節は屈曲し、膝は伸展、足は背屈、内反した状態である。前脛骨筋と後脛骨筋がこの足首と足の動きに寄与しており、接地の際も遠心性収縮により距骨下関節での外反動作をコントロールする。

　右足の踵が地面に接し、つま先が離れるまで、骨盤が右側にシフトすることで、体重も右足に荷重がかかる。つま先が離れるに当たって、左寛骨が後傾し始める一方、右寛骨は前傾し始める。

　さらに進み、立脚中期に入ると、骨盤の自然な前傾で仙結節靱帯が緩むことでハムストリングの緊張も軽減する。立脚中期におけるこのとき、大殿筋が股関節の伸展の役割を果たさなければならない。

　立脚中期に大殿筋の相動性収縮が起こり、同時に反対側の広背筋が収縮し、腕を伸展することで歩行を進める。この際、大殿筋と反対側の広背筋の間にある胸腰筋膜に緊張を強いる。その緊張により、軸足の側の仙腸関節がより安定する。

　図3.5 を見てもらえれば、踵接地の直前に反対側の腕が前方に振られると、広背筋が伸ばされたとき、大殿筋も最もストレッチされた状態になることが分かる。踵接地は推進への移行を表し、ハムストリングの収縮と重なり大殿筋の収縮も起こる。

　脚を進めるときに、同時に起こる腕の伸展を担う、反対側の広背筋が収縮する。これに伴って、大殿筋が収縮する。大殿筋と広背筋の共同収縮は胸腰筋膜の緊張を高め、歩行中身体を安定させ、エネルギーの消費を抑えることに寄与している。Janda, V. によると、大殿筋の筋力、機能低下は歩行の効率性の低下につながるという[14)][15)]。

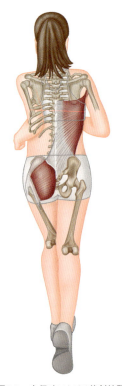

図3.5　走行時における後斜筋群

　立脚中期から踵接地、推進に移るにつれ、足は再び内反し、推進期の始めには中立位置へと戻り、つま先が地面を離れかけても内反は続く。立脚中期から推進期にかけての、足の内反の結果、足は接地中の「動的適応者」から、中足根骨が内反の位置に固定された「てこの役割を果たすための頑丈なレバー」の役割を果たす。つま先が地面から離れる直前に足がレバーの機能を果たすことで、効率的な体重移動を可能にする。

骨盤の動き *Pelvis Motion*

　次に立脚中期に骨盤がどのように機能しているのかを見てみよう。右寛骨が後傾した状態から前傾する際、仙骨は「右斜軸を右回転した状態」となる。つまり、図3.6 aに示されるように仙骨底左側が前方変位（これはタイプ1として知られる脊椎の構造の働き、回旋と横方向の傾きが逆方向に対になっていることから起こる）することで、仙骨が右に回旋し、左に傾いている。図3.6 bであるように、仙骨の運動学により、腰椎は左回旋し、右方向に屈曲する。胸椎は右回旋から左方向に屈曲し、頚椎は右回旋から右方向に屈曲する。頚椎はタイプ2（回旋と横方向の傾きが同じ側）と呼ばれる動きを持ち、他の脊椎の関節機構と異なり、対となる動きが同じ側になる。左足が荷重されている状態からつま先が地面を離れるにつれて、左寛骨、仙骨、そして腰椎、胸椎は上記の通り、しかし逆方向に捻転し、回旋し、横方向へ傾く。

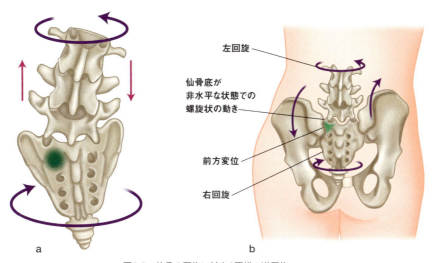

図3.6　仙骨の回旋に対する腰椎の逆回旋

図3.7 で示されている軸足の内転筋群、同側の内腹斜筋、反対側の外腹斜筋も前斜機構と同調して機能する。これらの統合された筋肉の収縮が上体を安定させることで、骨盤の前方回旋を助け、踵接地の準備を促し、効率的に推進できる。

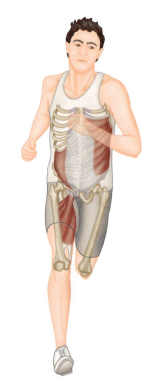

図3.7　ランニング時の前斜スリング機構

歩行周期の遊脚期において、片足立ちの姿勢では、側面の機構を活用している。このスリングは軸足の中殿筋、小殿筋、同側の内転筋群、そして反対側の腰方形筋によって成り立っている（図3.8）。中殿筋と内転筋が収縮することで骨盤を安定させ、反対側の腰方形筋は骨盤の挙上を担い、遊脚期における脚の動きを可能にする。側面のスリング機構は脊椎や骨盤の前頭面の動きを制す決定的な役割を持ち、骨盤や体幹全体の安定性を担っている。

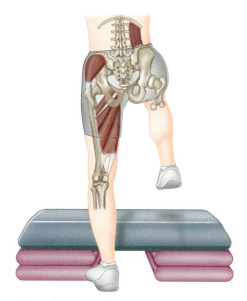

図3.8　遊脚期の脚の挙上時における側面スリング機構

Maitland, J.（2001）によると、歩行時における適切な身体の動きは、仙骨が左斜軸での左回旋、右斜軸での右回旋を適切にコントロールできるかどうかに影響される[16]。歩行は、脊柱が垂直な状態のときに起こるものである以上、この議論の目的のためには、脊椎と仙骨がニュートラル（中立）な状態であると想定する。

歩行中の軸骨格機構の、横軸、回旋軸での繰り返される、緩やかなうねり方は、とても面白く、健康を保つためには極めて重要なことである。それは、草むらをずるずると滑るようにうねる蛇の動きを思い出させる。蛇と人間の大きな違いは、当然のことながら、まるで蛇のような背骨に歩くために必要な2本の脚がつながっているということである。

第4章
脚長差と過外反──殿筋による影響

Leg Length Dicrepancy and Over-Pronation──the Effect on the Glutes

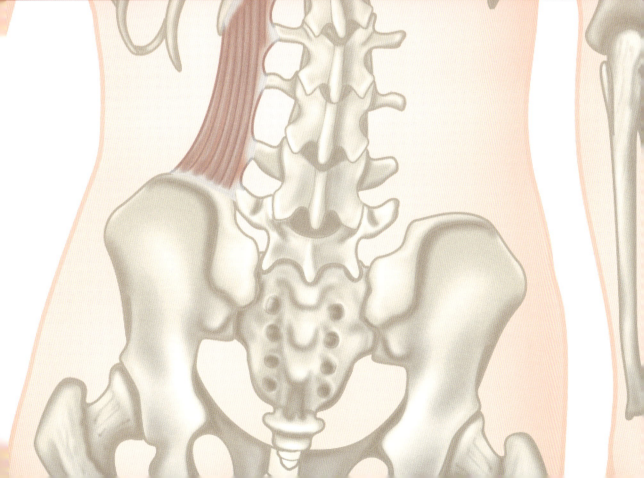

第4章 脚長差と過外反——殿筋による影響

私のクリニックに訪れる大多数の患者は、身体のどこかしらの痛みを訴えてやってくる。最初の検査として、まず背中を私に向けて立ってもらった状態で、私は両手を患者の腸骨稜にあてがい、骨盤の傾きを確かめる。図4.1のようにどちらが高いか低いかを見る。かなりの頻度で左右差を確認することができるが、それは脚長差（長下肢症または短下肢症）の可能性を示唆している。

脚長差は、姿勢の左右非対称を確かめるのに最も重要な指標の一つである。左右差が大きい場合、歩行時だけでなく、毎日の生活においての身体の機能を大きく損なっている恐れがある。脚長差は、私たちの姿勢全体に多大な影響を与えているのだ。

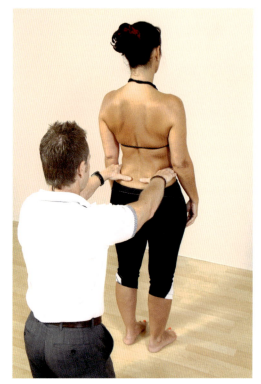

図4.1　腸骨稜の触診による脚長差の目測

定義：脚長差とは左右の脚の長さの差。

脚長差は、歩行やランニング時のさまざまな欠陥と関連し得る。脚長差を検査する際、実際に脚長差があるのか、または見た目が短いだけなのかを判断する必要がある。脚長差は姿勢の機能不全から、脊柱側弯症、腰痛、股関節や変形性膝関節症の増加にもつながる。脚長の変化は股関節や脊椎、下肢の疲労骨折でさえも関連している。

実際の脚長の測定はメジャーを使い、図4.2のように骨盤の上前腸骨棘から内果までの長さを測る。腸骨稜の下にある大腿骨は正確に触診できないため、通常、上前腸骨

棘が目印として使われる。実際に脚長差を測定する前に、図4.3のように、まずは左右それぞれの上前腸骨棘から臍までの長さを測定し、骨盤がねじれていないかを確かめる。もし、その2つの数値が異なる場合、測定する前に骨盤のねじれを正しておこう。

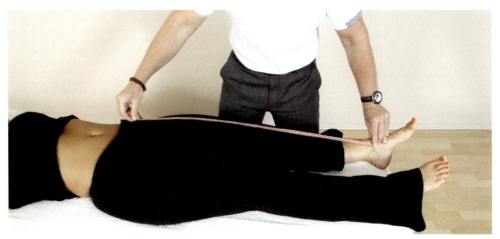

図4.2　上前腸骨棘から内果までの測定による実際の脚長差

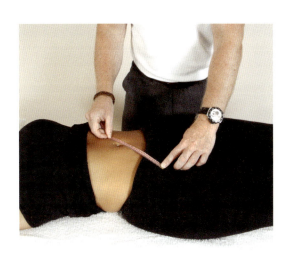

図4.3　上前腸骨棘から臍までの測定

　上前腸骨棘から内果の長さが同じであった場合、それぞれの脚の長さは同じだと考えられる。一方で、もし測定値に差がある場合、脚長差が存在すると考えられる。
　見た目の脚長を測定するには、図4.4のように臍から内果までの長さを取る。もし、左右差がある場合、どこに機能不全があるのかを調べる必要がある。

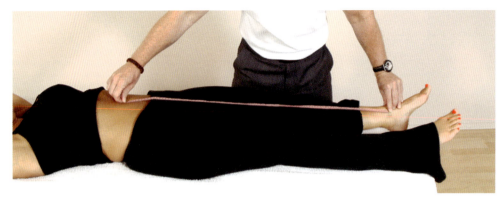

図4.4　臍から内果までの測定による見た目の脚長差

脚長差のタイプ　Type of LLD

脚長差は主に3つのグループに判別することができる。

1. **構造性**
   実際に骨が短い。以下の4つが主な原因。
   - 先天性欠損（例：股関節の先天性形成異常）
   - 手術（例：人工股関節全置換術）
   - 過去の怪我（例：大腿骨や脛骨の骨折）
   - 病気（例：腫瘍、関節炎、ペルテス病）

2. **機能性**
   下半身の構造力学の変化から起因、足首や足の過外反や過内反、骨盤の傾き、筋不均衡（例えば大殿筋の筋力低下や内転筋群の緊張などによる）、股関節や膝関節の機能不全、体幹筋の筋力低下など。

3. **突発性**
   問診や検査により明確な所見がある場合、脚長差の原因を突き止めることができる。しかし、脚長差の理由が確かめられない場合、突発性に分類される。つまり、他に要因のない独立したものだと考えられる。

検査 *Assessment*

　初診検査において、治療家は直感的でなければならない。患者が立位の状態で腸骨稜を触診する際、骨盤のズレに気づく必要がある。例として、もし左側の中殿筋が弱い場合、骨盤の右側が落ち、全体的に左側に移動することで、左側の腸骨稜が高くなることから、左脚が長く見えるようになる（図4.5）。

　患者がクリニックを訪れたときには、痛みが長く、慢性的な状態にあるかもしれない。慢性的な負担に対して、身体が持つ補正作用により姿勢筋は収縮し緊張しているかもしれない。特に短縮しやすい筋肉の例として、腰方形筋がある。背臥位になったときに問題が顕在化することもあり、左右の内果の位置を診ることで脚長差を確かめることもできる。左の腰方形筋が収縮することで、左の内果が右側と比べ頭方向に寄り、短く見えることに気づくだろう。しかし、立位の状態では、左脚が長く見えるのではないだろうか。

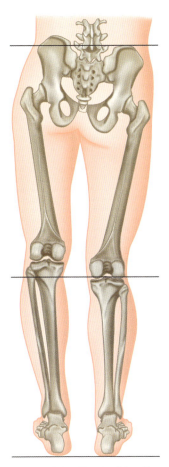

図4.5　左長下肢、または右短下肢

最初は困惑するかもしれないが、少し考えてみてほしい。単純に患者が立位に適応しようとするとき、中殿筋が弱いと骨盤が弱い側に移動しないだろうか。反対に患者が背臥位の状態で、腰方形筋が収縮していると骨盤を持ち上げ、脚を頭のほうに引き上げることで脚が短くならないだろうか。

立位の場合、弱い筋肉の問題が顕在化し、背臥位の場合は短縮した筋肉の問題が顕在化するのである。

足と足首の位置 Foot and Ankle Position

患者がクリニックを訪れた際、最も見逃されがちになるものの一つが、下肢の状態である。オステオパス、カイロプラクター、理学療法士は腰痛を訴える多くの患者を診る。これらの専門家は骨盤や腰椎の検査や視診を通して、身体のどの部位が痛みの原因となっているのかを確かめる。しかし、この表面的な痛みは単に症状であり、根本的な原因は痛みの部位とは別の部位にあるかもしれない。

患者の痛みを気にするのは患者本人だけである。つまり、治療家は痛みのある部位を治療するのではなく、痛みの原因を見つけるべきなのである。

足や足首の構造の問題は脚長、そして通常の骨盤の位置に影響を与えるため、それらを含めた下肢の状態を確認することはとても重要である。最もよくある足の非対称の問題は、図4.6 に見られるような過外反足と呼ばれるものである。構造的な脚長差がある場合に、長下肢の距骨下関節から外反させ、内側縦足弓を下げることで代償しようとすると広く考えられてきた。外反動作は「三次元動作」（tri-planar motion）と呼ばれ、3つの動き（「足首の背屈」「回内」「足の外転」）から構成されている。これは構造的に脚が長い場合において、それを代償しようとするための自然なメカニズムである。

足裏の表面には、足の位置の情報を知覚するための幾千もの感覚受容器があり、わずかな重心の移動があれば、それに対して代償する反応を起こすための信号を脳に送る。反対の短下肢の側は内反（三次元動作でいうと「底屈」「回外」「足の内転」）し、内側縦足弓が高くなる。患者を検査する際、代償パターンについても言及する必要がある。もし放置しておくと、長下肢の側の過度な外反が下肢の内旋につながり、短下肢側の内反が下肢の外旋を引き起こす。これが、足から後頭骨につながる運動連鎖全体に影響を及ぼす。

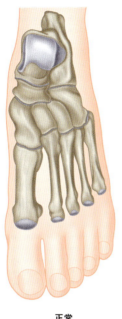
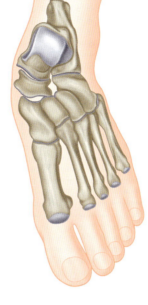

正常　　　　　　　　　　　　　過外反

図4.6　過外反症候群

構造性短下肢と骨盤の関連性 *True LLD and the Relationship to the Pelvis*

「思考プロセス」に関して、もう少し続けよう。

今回の患者は、左長下肢を持つ。左側の腸骨稜が高く、代償によって起こり得る距骨下関節の外反が認められた。この議論を続ける前に、左脚が構造的に長いとき、それに対応するために、寛骨をどのように代償するのかを考えてほしい。

脚長差が存在するとき、代償メカニズムにより寛骨が自然に対となる回旋をする。図4.7では、長下肢側の大腿骨骨頭が寛骨を押し上げ、上後方に回旋させる。一方、図4.8では、短下肢側は寛骨が前下方に回旋する。結果として、左寛骨は後方に、右寛骨は前方に回旋した状態となっている。

次は、2つの寛骨に挟まれる仙骨について考える。代償作用として両側の寛骨が回旋したことで、仙骨にも動きが見られる（オステオパシー用語で仙骨の左軸上左回旋：left on left〔L-on-L〕sacral torsion）。左軸上左回旋とは、仙骨が左斜軸を左回旋し、右方向に側屈している状態であり、タイプ1脊椎関節機構（回旋と側屈が逆方向に対になっている。Fryette, H.H. によって確立された脊椎力学の法則[17]）により起こる。仙骨のねじれの動きとセットである寛骨の回旋を表す、この複雑な動きは骨盤のねじれ、または傾斜と表現され、治療計画がつくられる前に深く理解する必要がある（図4.9）。

第4章　脚長差と過外反——殿筋による影響

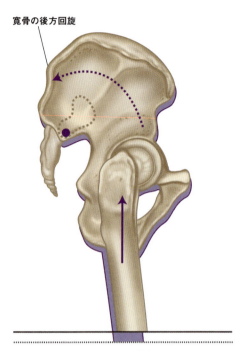

図4.7　長下肢補正

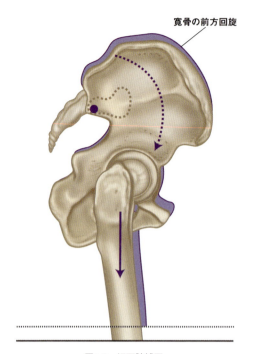

図4.8　短下肢補正

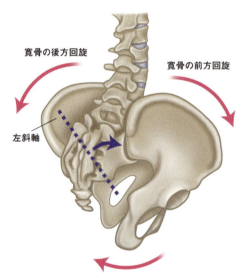

図4.9　仙骨の左軸上左回旋

構造的脚長差と体幹、頭部との関連性
True LLD and the Relationship between the Trunk and the Head

図4.10を見れば、寛骨の高い側の肩が下がっているのに気づくだろう。これは機能性側弯症でよく見られる。これは「利き手のパターン」に沿っているという説もあり、例えば左利きなら左肩が下がり、右利きなら右肩が下がるという具合だ。

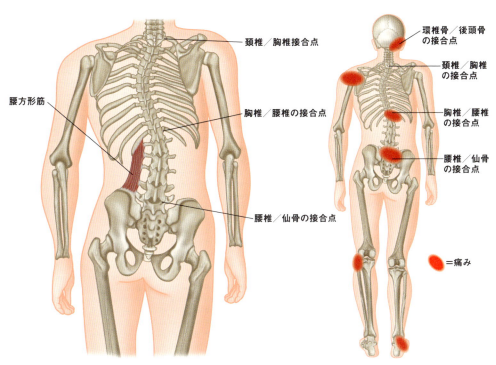

図4.10　機能性側弯症による代償

他に図4.10に、何が見て取れるだろうか？　左寛骨が上がっていることから、左腰方形筋が短縮している可能性を推定できるだろう。そして同時に腰椎は長下肢側に屈曲し、短下肢側に回旋している。

機能性側弯症により持ち上げられたことで、右肩が上がっている。頚椎においても小さい「C型カーブ」が認められる。これは斜角筋、胸鎖乳突筋、上部僧帽筋、そして肩甲挙筋を短縮させ、その結果、緊張させる。この適合の結果、視線を水平に保つために典型的な筋不均衡が起こる。平衡を保つために、痛みを伴いながらも常に身体はあらゆる手段を取る。患者が痛みを伴いながら訴えるものとして多いものは、頭痛、トリガーポイント、耳鳴り、顎関節機能不全、眼や顔の痛みなど、多岐にわたる。

脚長差と歩行周期　LLD and the Gait Cycle

　構造性または機能性の脚長差によって歩行周期パターンが変わった場合、短下肢側は段を降りるような動きとなり、一方、長下肢側は伸び上がるような動きを見せる。それはまるで毎歩足をくぼみに落とすようなもので、それを毎日1万歩から1万5000歩も繰り返せば、機能不全による痛みのサイクルに入ってしまうことは想像に難くない。脚長差の程度にもよるが、患者の歩行中観察できるよくある代償パターンとして、短下肢側はつま先立ち、長下肢側は膝を屈曲して歩く傾向がある。

　効率的な歩行運動のためには、左右対称に正しく整列した身体が必須である。構造性脚長差によって寛骨の位置が変わっているとき、患者がどのように痛みを呈しているかは容易に分かる。仙腸関節や腰椎だけでなく、代償パターンに沿って身体中に痛みが起こるのである。

　片側で中殿筋の低下があるとき、反対側の大腿筋膜張筋や腸脛靭帯の短縮の問題があると先に述べた。中殿筋の筋力低下があるとき、トレンデレンブルグ歩行または代償性のトレンデレンブルグ歩行を示す（詳しくは第6章）。どちらにせよ、疼痛逃避性であり、どんな原因であっても、跛行はいずれ痛みを引き起こす。

腸腰筋の補正のまとめ　Summary of Compensation to the Ilopsoas

- 腸腰筋は通常、短下肢側が緊張している。左腸腰筋の固縮は骨盤を右側に移動させ、左足が短いように見せる。
- 寛骨は短下肢側が前傾し、脚を長く見せ、反対側ではその逆に働く。
- 片側のみの腸腰筋の短縮は、同側で山なりになるよう腰椎をカーブさせ、逆方向に骨盤を移動させる。短下肢または骨盤の横移動が認められたとき、常に腸腰筋を検査、治療することが重要である。
- 腸腰筋の痛みは座位から立位に移るときに強く、腸腰筋が伸展されているときは弱い。

仙骨と腰椎の補正のまとめ　Summary of Compensation to the Sacrum and Lumbar Spine

- 通常、仙骨は長下肢側に回旋し、短下肢側に側屈する。
- 仙骨の後方変位は、同じ側の梨状筋の攣縮と関連する。
- 仙骨の前方変位は、同じ側の中殿筋の攣縮と関連する。
- 通常、腰椎は長下肢側に屈曲し、短下肢または仙骨底の低い側に回旋する。
- 圧迫による椎間関節痛は通常、長下肢側に起こる。
- 凸側にある腸腰靱帯は伸展されることで痛みを発し、伸展された側の鼠径部、精巣、大腿内側に関連痛を引き起こす可能性がある。

　まとめとして、腸骨稜の高さを比べることで、脚長差があるかどうかを見る。もしあった場合、それが構造性なのか、機能性なのかを確かめる。代償パターンはそれによって決まる。例えば、もし構造性の脚長差を認めた場合、長下肢側の寛骨は前述の図 4.7 の通り、後傾することで代償する。さらに、大腿骨を含めた構造性の長下肢は図 4.5 に示されるように内旋し、脚の長さを短くするために距骨下関節から外反する。同時に短下肢は足首から内反することで、脛骨と大腿骨を外旋させ、寛骨を前傾させ脚が長くなるよう代償する。

過外反症候群 *Over-Pronation Syndrome*

では、脚長差に対して起こり得るもう一つの代償モデルを見てみよう。今回は機能性の脚長差のケースで、長下肢が短くなるために外反するのではなく、短下肢が距骨下関節から過度に外反する。その結果、図4.11 に見られるように脛骨と大腿骨が内旋し、寛骨が前傾する。それにより腰椎の前弯が増すことで、腰痛につながる。

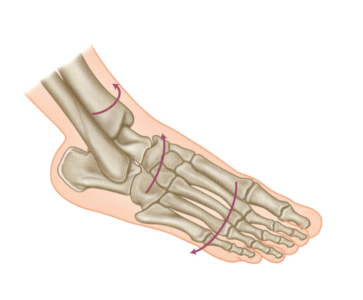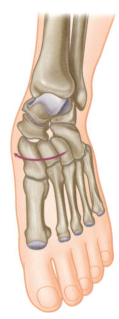

図4.11　足の過外反と脛骨の内旋

ある程度の過外反は、大多数の人に当てはまるパターンである。これは、裸足で立っているときに最も分かりやすい。大きな手がかりとして、片方の足底弓がもう一方より浅いことがある。浅い足底弓は、過外反を示している。両側が過外反の場合もあるが、一般的に一方がもう一方よりさらに浅い。片方は正常で、もう片方は浅い場合もある。

確認の仕方は簡単で、指を一本、足底弓に差し入れ、どのくらい指が奥まで入るかの左右差を見ればいい。片方がもう片方より明らかに浅い場合、患者は過外反症候群であるといえよう。もう一つの確認方法は、後方からアキレス腱を見ることである。足底弓が浅い側は、アキレス腱が曲がっているのが確認できる。

過外反症候群は何も足や足首から生じるとは限らず、同じ側の寛骨から生じることもある。足首や足の機構が過外反すると、寛骨は通常前傾する。しかし、その逆も起こり、寛骨の前傾が内側縦足弓を落とし、過外反の状態にする。卵が先か、鶏が先かの話になるが、それは重要なことではなく、思案すべきは患者の今の状態である。私の経験では、寛骨の回旋と、過外反を矯正することで患者の症状の軽減につながる。

どちらの代償機構も、距骨下関節での外反の問題を持つことが分かる。異なる点は、構造性脚長差の場合は寛骨を後傾させ、機能性脚長差の場合は寛骨を前傾させることである。

　すでに述べたことからも、身体の運動連鎖で同時にさまざまなことが起こり、脚長差に影響を与えていることが分かる。議論は複雑になり、検査や治療をどこから始めるのかを決めることすら困難である。

　今まで議論してきたことに、患者の痛みや機能不全のパズルを解き明かす可能性のあるピースが紛れている。治療において難しいのは、その問題解決の「鍵」をどこに「差し込む」かを見つけることである。経験の浅い治療家は、その鍵を繰り返し間違ったところ（問題の原因ではなく、患者の痛みの箇所）に差し込んでいたのではないだろうか。Dr. Ida Rolf の次の言葉を思い出してほしい。

　「見つけたものを、治療しなさい。あとは身体が勝手に正しい方向に進んでくれる。もし3、4回繰り返しても改善しないようなら、考え方を変えて、最初は患者の痛みの症状とは関係ないと思っていた部位に改めてアプローチすればいい」

脚長差と殿筋 LLD and the Glutes

では、これまでのことが殿筋にどのような影響を与えるのだろうか。

代償パターンが起こるとき、大腿骨は横断面のみの代償だけでなく、内転や外転のような冠状面での代償も行われる。もし下肢が内転の状態にある場合、外転筋は伸展を強いられ、筋力低下した状態にあり、内転筋は収縮し緊張した状態にある。下肢が外転の状態にある場合は、それが逆になっている。

図4.5 を見てもらえれば、左腸骨稜が高く寛骨が後傾し、大腿骨は内旋し、脚は外反していることから左脚が長く見える。この代償において左脚は内転しており（図4.12）、同時に右脚は外転している（図4.13）。これは関連する部位の筋肉にも影響を与えており、固縮しているものもあれば弛緩しているものもある。

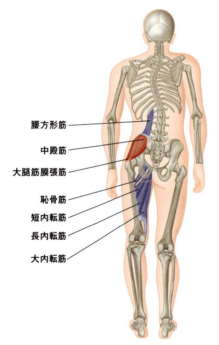 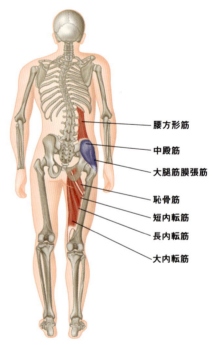

図4.12 左下肢の代償。内転筋群と腰方形筋は固縮、中殿筋と大腿筋膜張筋は弛緩、筋力低下

図4.13 右下肢の代償。内転筋群と腰方形筋は弛緩、筋力低下、中殿筋と大腿筋膜張筋は固縮

立位バランス検査 *Standing Balance Test*

　患者が片足立ちになり、逆の膝をウエストラインまで持ち上げると重心の移動が起こる。その際、施術者は左右の上後腸骨棘の位置を見る。中殿筋が正しくコントロールできることで、重心を軸足（図4.14の右脚）側に寄せることができる。図4.15のように持ち上げた脚（図4.15の左脚）の側の上後腸骨棘が水平ではなく、下がった場合、逆側の中殿筋が動きを制御できてないということであり、歩行周期における歩行の変化につながる。図4.16のように、左殿筋の筋力低下で変化した歩行パターンのことをトレンデレンブルグ歩行と呼ぶ。この機能不全な歩行が長期間続くと、図4.17に見られるような代償性のトレンデレンブルグ歩行に進行することもある。この歩行の変化が起こる理由は数多くあるが、理由の一つとして上記の通り内転筋群の短縮がある。

　このパターンの変化は相互抑制につながる。外転筋群、特に中殿筋が弛緩し、筋力低下を引き起こす。

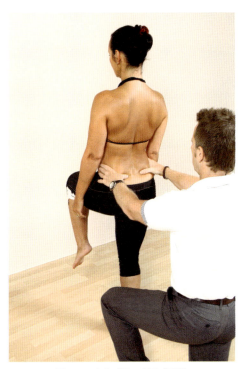

図4.14　立位バランス検査（正常）

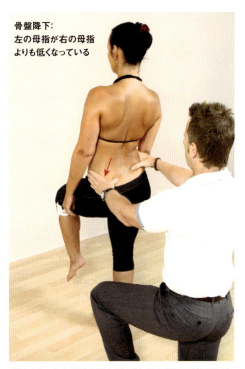

図4.15　右中殿筋の筋力低下（左側上後腸骨棘の降下）

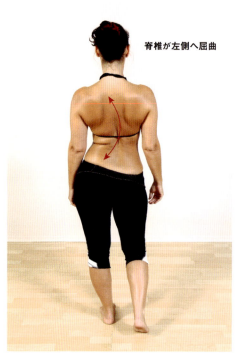
図4.16　トレンデレンブルグ歩行（左中殿筋の筋力低下）

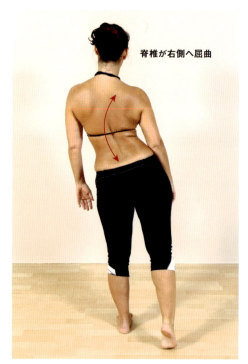
図4.17　代償性のトレンデレンブルグ歩行（左中殿筋の筋力低下）

　立位バランス検査（図4.14）について教えるとき、次の3点に気をつける必要がある。
　1つ目は上記の通り、重心移動が起こる際の上後腸骨棘の位置。
　2つ目は軸足上に重心移動する際、どの程度身体が動いたかの左右差。より動いた側の中殿筋の筋力が低下している可能性がある。
　3つ目は、片足立ちの際、左右どちらがより安定しているかである。アスリートですら、補助なしの片足立ちでよい姿勢を保つことを苦手とする人が多いことに驚くだろう。
　この章を読み終えることによって、患者が脚長差、過外反症候群、筋不均衡のような筋骨格の機能不全を抱えていると、何が起きるのかを理解してもらえただろうか。次の章で大殿筋の機能解剖学の視点から、このテーマに関する追求を続けたい。そして第6章では中殿筋の機能と、それが歩行パターンにどのように影響を与えるかについて注視したい。

第5章 大殿筋の機能解剖学

Functional Anatomy of the Gluteus Maximus

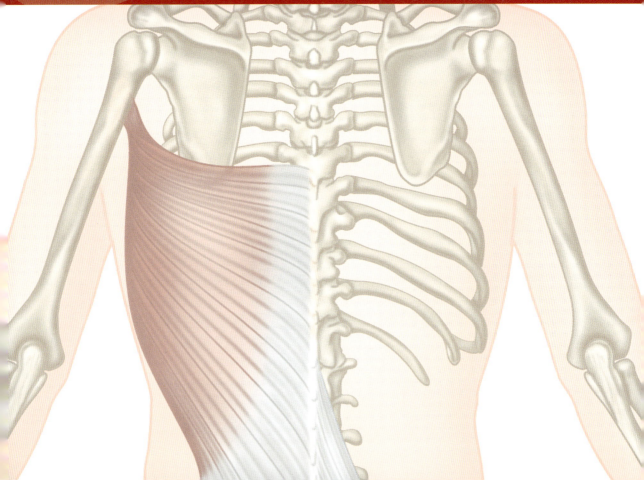

この章では大殿筋に焦点を絞り、この筋肉がどのように患者やアスリートに多い問題、とりわけ腰痛とかかわってくるのかについて話したい。大殿筋は、私がこれまで会ってきたほとんどの治療家に軽視されているように感じる。その理由は恐らく、大殿筋自身が痛みを発することが滅多にないからであり、それにより、このすばらしく機能的な筋肉は無視され続けてきたのである。

大殿筋の解剖 Gmax Anatomy

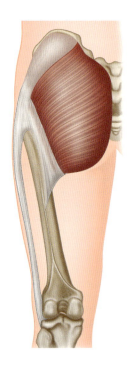

〔起始〕
後殿筋線の後方とその上部、後部の骨の一部
仙骨・尾骨の背面の近接部。仙結節靱帯
脊柱起立筋の腱膜

〔停止〕
深層：大腿骨の殿筋粗面
浅層：大腿筋膜の外側部から腸脛靱帯

〔作用〕
股関節の内転の補助。腸脛靱帯を通しての伸展時の膝の安定性向上
上部線維：股関節の外旋と外転の補助
下部線維：股関節の伸展と外旋（ランニング時や、座位から立位への移行の際の力強い伸展）。体幹の伸展

〔支配神経〕
下殿神経（L5・S1・S2）

図5.1　大殿筋の起始、停止、作用、支配神経

大殿筋の機能 Function of the Gmax

　機能面から見ると、大殿筋は骨盤、体幹、大腿骨の関係性をコントロールするのに重要ないくつかの役割を担っている。この筋肉は股関節を外転、外旋させることで膝関節のアライメントの調整を助ける。例えば、階段を上るとき、大殿筋は股関節を外旋・外転させ、下肢を正常なアライメントに保ち、同時に股関節を伸展させることで上段へと身体を持ち上げる。大殿筋が弱く、正常に機能していない場合、膝関節は内側に曲がり、骨盤が横に傾いているのが見て分かる。

　また、大殿筋は仙腸関節を安定させる役割も持ち、力拘束を担う筋肉の一つである。大殿筋線維の一部は、仙結節靱帯と胸腰部の筋膜に付着している。それらはとても頑丈

で収縮性のない結合組織であり、付着する筋肉が活発になることで緊張を保っている。その筋膜につながる筋肉の一つが広背筋である。大殿筋は反対側の広背筋と胸腰部の筋膜を通してつながっており、このつながりは、「後部斜角スリング」(図5.2)として知られている。このスリングは、歩行周期における片足立ち時の体重のかかった仙腸関節への圧力を高める。

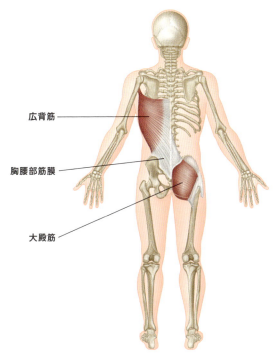

図5.2　後部斜角スリングと広背筋とのつながり

　大殿筋の機能不全や筋力低下は、後部斜角スリングの有効性を低下させ、仙腸関節が故障しやすい状態につながる。身体は大殿筋の筋力低下を補うために、反対側の広背筋を緊張させる。他の代償機構も同様であるが、「構造は機能に影響する」そして「機能は構造に影響する」のである。つまり、身体の他の部位に影響を及ぼす。例えば、広背筋は上腕骨と肩甲骨に付着しているため、肩関節が影響を受ける。代償のために広背筋が活発になっていると、段を上ったり、ランジタイプの動作を行うと、片方の肩が下がっているのが見てとれる。

　第3章で説明したように、大殿筋はハムストリングとともに、歩行周期において重要な役割を担っている。踵接地の直前、ハムストリングが活性され、仙結節靱帯を通して仙腸関節への圧力が高まる。このつながりが、歩行中の荷重時の仙腸関節の安定を助ける。歩行周期において、踵接地から立脚中期に移行するに従い、大殿筋の活性は増し、ハムストリングの活性は落ちる。大殿筋は後部斜角スリングとのつながりを通して、立

脚前期から中期にかけての仙腸関節の安定性に大きく寄与している。

　大殿筋の機能不全もしくは筋力低下は、仙腸関節の安定性や骨盤の位置を維持するために、ハムストリングを常に緊張状態にしてしまう。そして、ハムストリングの緊張状態が慢性化することで、故障につながりやすくなるのである。

　最初に述べた通り、この章は大殿筋が関連しているときに、何が起きているのかに焦点を当てる。基本的に大殿筋は、拮抗筋が短縮すると筋力が低下するという性質に沿っている。そしてもう一つ、大殿筋を神経支配する第5腰椎と第1仙椎の神経根に影響を与える神経疾患がある場合にも、筋収縮に大きな影響を及ぼす（これに関しては第11章で詳細について触れる）。

　大殿筋を神経的に抑制させる主な筋肉は、股関節の屈筋に分類される腸腰筋、大腿直筋、内転筋群であり、股関節の伸筋である大殿筋の拮抗筋である。

　腸腰筋や他の固縮した拮抗筋の検査については第8章で触れる。検査を完全に理解してもらえたら、筋膜テクニックまたはマッスルエナジーテクニックを用いて緊張した筋肉を正常化することについて教える。治療家は、すでにある技術にこの高度な技術を加えると、固縮した組織を伸ばす助けを得ることができるだろう。

大殿筋の検査　Assessment of the Gmax

　この項では、大殿筋を含めた股関節の伸筋群の正しい神経発火が行われているかを見極めるための、股関節伸展時神経発火パターンの検査について触れる。この検査の目的はエンジンのシリンダーのように、筋肉群が正しい順に神経発火を起こしているのかを確かめることにある。多くのアスリートや患者に、間違った神経発火パターンが見られる。

股関節伸展時神経発火パターン検査　Hip Extension Firing Pattern Test

図5.3では、股関節伸展時神経発火パターンにおける正しい順番を示している。よくある筋活性の順番は、

1. 大殿筋
2. ハムストリング
3. 反対側腰部伸展筋
4. 同側腰部伸展筋
5. 反対側胸腰部伸展筋
6. 同側胸腰部伸展筋

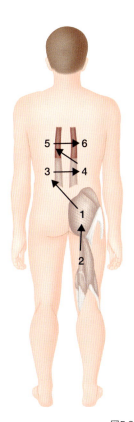

筋活性順

1. 大殿筋
2. ハムストリング　　1、2いずれかが最初に活発になる
3. 反対側腰部伸展筋
4. 同側腰部伸展筋
5. 反対側胸腰部伸展筋
6. 同側胸腰部伸展筋

図5.3　股関節伸展時神経発火パターン

股関節伸展時の神経発火パターン検査の適応の仕方は独特だ。まず、あなたの身体を6気筒エンジンに見立てて話そう。エンジンは一定の法則に則って点火しているが、あなたの身体も同じである。例えば、車のエンジンは1-2-3-4-5-6と数字順に点火しない。前もって決められた最適な順番、例えば1-3-5-6-4-2といったように点火する。もしメカニックがその順番を間違えてしまうと、最初エンジンは稼動するものの、とても非効率的になってしまい、最終的には故障する。身体も同じで、機能不全な状態での活動を続けると故障につながり、痛みを発するようになるだろう。

手順1
　施術者は、まず指先を軽く患者の左ハムストリングと左大殿筋にのせ（図5.4a、b）、患者は左脚を5センチほど持ち上げる（図5.4c）。どの筋肉が最初に活性化するか判別し、結果を表5.1に記す。

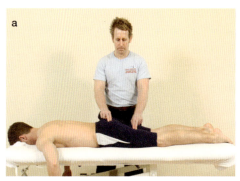
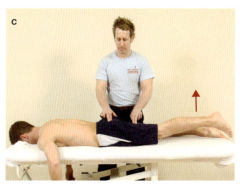
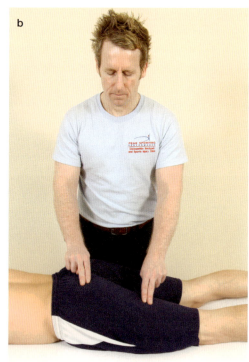

図5.4　股関節伸展時神経発火パターン手順1
a. 施術者は患者の左ハムストリングと大殿筋を軽く触診する　b. 施術者の手の位置　c. 患者は左脚をベッドから持ち上げる

手順2

次に施術者は両手の母指を脊柱起立筋の上に軽く乗せ、患者は再び左脚を5センチほど持ち上げる（図5.5a、b）。どちらの脊柱起立筋が先に活発化したのかを判別し、表5.1 に記す。

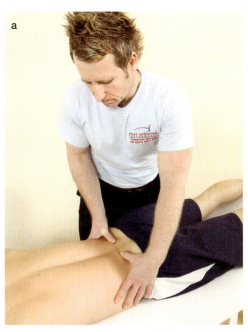
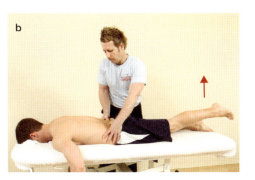

図5.5　股関節伸展時神経発火パターン手順2
a. 施術者は患者の脊柱起立筋に優しく触れる　b. 患者は左脚をベッドから持ち上げる

表5.1　股関節伸展時神経発火パターン（左側）

	1st	2nd	3rd	4th
大殿筋	○	○	○	○
ハムストリング	○	○	○	○
反対側脊柱起立筋	○	○	○	○
同側脊柱起立筋	○	○	○	○

表5.2　股関節伸展時神経発火パターン（右側）

	1st	2nd	3rd	4th
大殿筋	○	○	○	○
ハムストリング	○	○	○	○
反対側脊柱起立筋	○	○	○	○
同側脊柱起立筋	○	○	○	○

手順1と手順2を終えたら、同様の施術を右側でも行い、結果を表5.2に記す。施術者はこれを終えて、筋肉の神経発火が正しい順序で起こっているかどうかを見極める。正しい発火パターンは（1）大殿筋、（2）ハムストリング、（3）反対側脊柱起立筋、そして最後に（4）同側脊柱起立筋、の順番となる。手順1では、大殿筋が先に収縮すれば正しい。同様に手順2では、反対側の脊柱起立筋が先に収縮していれば正しいということになる。

　しかし、もしハムストリングや同側の脊柱起立筋が1番目であったり、大殿筋が収縮していないようであれば、間違った神経発火パターンであるといえる。もしその間違った神経発火パターンによる機能不全が正されなければ、私たちの身体は車のエンジンのように故障し、機能不全に対する代償パターンが形成される。

　私の経験では、ハムストリングや同側の脊柱起立筋が最初に収縮し、大殿筋が最後に収縮する患者が多い。こういったケースでは脊柱起立筋やハムストリングが股関節の伸展動作を支える主要な筋肉となっている。これは骨盤を大きく前傾させ、腰椎の過度な前弯につながり、腰椎椎間関節の炎症を引き起こす。この間違ったパターンを正すには、第8章で説明する、筋肉の長さを測る検査を行い、マッスルエナジーテクニックや筋膜テクニックを用い、緊張した筋肉の正常化を図る。

　この章では筋肉1～4までの正しい発火パターンを確実に覚えてもらいたいので、筋肉5～6については触れていない。また、筋肉1～4の発火パターンを正すことで、一般的に、筋肉5～6は自然と正常な発火パターンになる傾向がある。

ケーススタディ *Case Study*

　私は幸運なことに、スポーツオステオパスとして数年間オクスフォード大学のボートクラブを、特に年1回のケンブリッジ大学との対抗レース準備期間に集中的に診ることができた。その数年間の間に、何人ものボート選手の検査、治療をしてきた。クリニックに訪れた、ボート選手に多い問題の一つが腰痛である。腰痛は椎間関節症候群、椎間板ヘルニア、腸腰靱帯の損傷、多裂筋の損傷などを含め数多くの原因がある。

　痛みの箇所を治療する前に、治療家は次のことを自問すべきだろう。患者の痛みが「症状」なのか、実際の「原因」なのか、だ。ロルフィングテクニックの創始者であるDr. Ida Rolfの言ったことを思い出してほしい。

　「痛みのあるところに、原因はない」

　私はこれを心から信じ、検査を行う際、いつも思い出している。

　ボートチームのメンバー達と最初に話をするとき、私が「腰痛に悩んでいる人はいますか？」と質問すると、年ごとに多少の違いはあるものの、大体いつも30～40％のメンバーが腰痛があると答える。その30～40％のメンバーの、さらに50～60％のケースで、腰痛の根本的な原因に大殿筋の問題があるのである。

　大殿筋が主な原因である腰痛のケースを数多く紹介したいところではあるが、本書では、Mr. Fitと私が呼ぶ患者のケースに絞って話そう。

Mr. Fit は24歳、オリンピックレベルのエリートボート選手で、彼の技術は卓越していた。コーチの勧めで私が診ることとなった。Mr. Fit は彼が覚えている限り、ずっとハムストリングの緊張と、腰痛の問題を抱えていた。ボートを漕げば漕ぐほど、腰痛とハムストリングの緊張は悪化していたようである。彼は毎日ハムストリングのストレッチを行っていたが、どれだけやっても改善が見られなかったという。

　多くのボート選手はボート競技でのそれぞれの役割を担うために、ウェイトや自重によるトレーニングを行い、体幹のインナーマッスルを強化している。このタイプのトレーニングは定期的にプログラムに組み込まれ、高い効果を上げる。それでも彼らが盲目的に続けているトレーニングのなかには、健康を損ない、後々痛みにつながるものもある。

　オステオパスになる前、私はイギリス陸軍でトレーナーとして働いていたことから、アスリートが必要なトレーニングについても熟知している。私が陸軍にいた頃には、間違ったトレーニング方法による故障が数多くあった。軍の精神として、命令されれば質問することなど許されず、否が応でも従わなければならなかった。今日ではそんなことはなく、10年前と比べてプログラムも進歩しており、隊員やアスリートの故障も減少している。

運動歴　Exercise History

　Mr. Fit への問診を通して、彼が何年もの間スクワット、デッドリフト、メディスンボールを使ったシットアップなどのウェイトトレーニングを行ってきたことが分かった。

　実際にスクワットやデッドリフト、ランジなどのトレーニングを行う様子を見せてもらった。詳細は割愛するが、スクワットやランジで筋肉が遠心性の収縮しているとき、彼の膝は内側に入り、身体全体のバランスも不安定であった。彼が感じていた通り、ハムストリングが固いことでデッドリフトを行うときの関節可動域が制限されていた。腰部分は丸まり、動作のほとんどが腰の筋肉から起こっていることを示していた。

　彼はシットアップを覚えている限り毎日のように行っており、それにより腸腰筋が過度に緊張した状態となっていた。シットアップで使う主要な筋肉は腸腰筋であることから、よい腹筋トレーニングとはいえない。彼は以前、他の理学療法士から腰痛対策に体幹をトレーニングするためにシットアップを勧められたようだが、実は慢性的な腸腰筋の固縮を引き起こしていた。私はシットアップが体幹にとって全くよいトレーニングではないと指摘し、それを継続してきたことが腰痛の長期化している理由の一つであると伝えた。その日以来、Mr. Fit はシットアップを止め、代わりに私が与えたエクササイズを加えた。

検査時において　On Examination

　Mr. Fitの腰椎は過度な前弯が見られ、両側の寛骨は前傾し、第5腰椎―第1仙椎周辺の中央部に痛みを感じている。以下の筋肉群が固縮していることが、検査で判明した。

- 腸腰筋
- 大腿直筋
- 内転筋群
- 腰部脊柱起立筋
- 腰方形筋

　図5.6でどの筋肉が、寛骨の前傾、次いで腰椎の前弯に関連しているのかを示している。

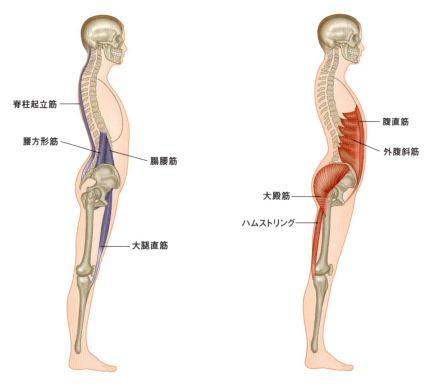

図5.6　過前弯と関連する筋肉群　　　図5.7　寛骨の後傾と関連する筋肉群

　腰痛と大きな関係を持つ、腸腰筋を主とする上記の筋肉については第8章で焦点を当て、この項では姿勢の変化が起きているとき、図5.7で示される拮抗筋に何が起きているのかを見てみたい。

図 5.6 では骨盤が前傾し、腰椎が過度に前弯している。骨盤を後傾させ、腰椎を屈曲させ、正常な位置に戻すために留意すべき筋肉群が図 5.7 で示されている。しかし、骨盤が前傾していることによって、大殿筋や腹筋群が引き伸ばされた状態を強いられている。これらの筋肉群は拮抗筋（腸腰筋、大腿直筋、腰部脊柱起立筋）が緊張していることによる神経的な抑制も加わり、筋力低下に陥っている。

大殿筋神経発火パターン検査　　Gmax Firing Pattern Assessment

次に Mr. Fit の、大殿筋の機能性を調べる検査を行った。この筋肉は、ボートを効果的に漕ぐためにとても重要なものである。彼に対して股関節伸展時の神経発火パターン検査を行ったとき（図 5.3）、彼はまさしく「すべてのシリンダーをデタラメな順で点火している」状態であった。ハムストリングと同側の腰部伸展筋が優位過ぎる状態で、大殿筋はまさに電源が入っていないかのように活動していなかった。

治療　　Treatment

Mr. Fit に対しての治療プロトコルは、本書のそれぞれの章の概要に沿ったものであり、このあとの章で説明する治療と運動療法を一定間隔で行うものである。いわば 1 冊丸ごと、Mr. Fit の治療プロトコルについて書かれているようなものである。実際にケースを通して機能不全のパターンに関するより深い理解を深められるが、我々治療家が適切にリハビリを行うためには、枠の外で考える能力も必要である（Mr. Fit のケースでは、治療が効果的に腰やハムストリングの解消につながり、彼は身体的な問題に悩まされることなくボート競技を続けている）。

この先の章を注意深く読みながら、このケースに対するあなた自身の治療計画に行き着いてもらえればと思う。鑑別や仮説を立てることを怠らず、私の結論や、そこに至るまでの道のりに思いを巡らせ、症状を緩和するのではなく、根本的な問題を解決してほしい。それができなければ、後に症状は悪化し、問題の進行を許すこととなる。

結論 *Conclusion*

これから先の章を通して、少しずつパズルのピースがはまっていき、第12章で最後のピースがはまったとき、すべてがはっきりしてくるだろう。ある章では私の考えに疑問を抱き、理解できないこともあるだろう。逆になるほどと思うこともあるかもしれないが、最後まで読んでもらえれば、より深く理解できるのではないかと思う。さらに、この本をきっかけに、身体を「一つのもの」として見つめるようになり、スリングや運動連鎖、機能不全パターンに慣れ親しんでもらいたい。

あなたは自信を持って、さまざまな治療法や運動療法を駆使し、患者のリハビリを行うことができるようになる。私が治療法を決めるための結論に行き着くまでの思考プロセスや、その医学的な根拠を理解することに努めてほしい。

Mr.Fit のケースは、スポーツクリニックで出くわすさまざまな故障のたった一つの例である。表5.3 で、左の欄がアスリート（あるいは一般の患者でも）に多い症状の例で、右の欄はそれぞれによくある所見を示している。

表5.3 各症状の原因と考えられる大殿筋の状態[18]

アスリートの症状	示唆されるもの	よくある所見
ハムストリングや腰部脊柱起立筋の痛み、緊張	後部筋肉連鎖の機能不全	大殿筋の筋力低下、または同側において収縮の遅れ
前方または上方への移動時の脚の筋力低下		
ランニング時の骨盤の傾き		
大内転筋の痛み、緊張、部位ごとの左右不対称さ	股関節伸展時パターンの問題：伸展時の大内転筋が過活発	同側の大殿筋の機能低下
部位ごとの左右不対称さ		
片側のバランスの悪さ		
過度に緊張した広背筋（通常利き手側のほうが柔軟性は低い）	後斜スリングの機能不全	反対側の大殿筋の機能低下

（Elphinston,J.2013.*Stability,Sport and Performance Movement*, Chichester,UK/Berkely,CA:Lotus Publishing/North Atlantic Books. より引用）

第6章
中殿筋の機能解剖学

Functional Anatomy of the Gluteus Medius

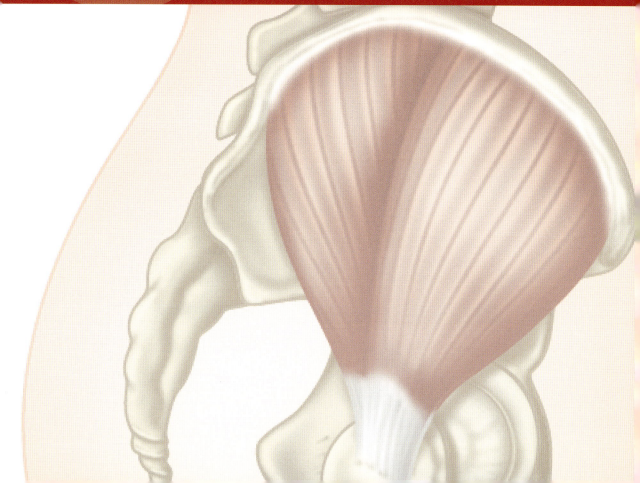

中殿筋の解剖学 Gmed Anatomy

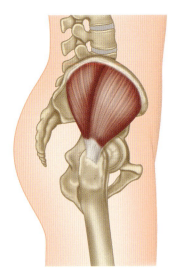

〔起始〕腸骨翼の外側、腸骨稜の下部、
　　　　前殿筋線と後殿筋線の間

〔停止〕大転子尖端の外側面

〔作用〕
　上部線維：股関節の外旋と外転の補助
　前部線維：股関節の内旋と屈曲の補助

〔支配神経〕上殿神経（L4・L5・S1）

図6.1　中殿筋の起始、停止、作用、支配神経

中殿筋の機能 Function of the Gmed

　第3章で説明したように、歩行周期とりわけ踵接地から立脚期において、中殿筋は重要な役割を担っている。大まかにいえば、A地点からB地点まで歩くうえでの、骨盤の位置を維持している。

　ランニングにかかわるすべての故障を診るときに、中殿筋を検査する必要がある。私のクリニックを訪れる、オーバーユースによる下肢や体幹の故障を訴える患者の多くが、中殿筋の機能低下を起こしている。私は、この筋肉の筋力強化とコントロール強化が、生体力学的に効率のよいランニングパターンにたどり着くために重要であるという結論に至った。ランニング中は常に、身体が宙に浮いた状態か、片足が地面についているのみの状態であることを考えれば驚くべきことではない。すべての治療家が中殿筋の機能の検査、回復に努めるべきである。

　では、中殿筋の解剖学について、もう少し詳しく見ていこう。中殿筋は前殿筋線と後殿筋線の間の腸骨稜全体、殿筋の筋膜、大腿筋膜張筋の背面、そして中殿筋に覆い被さっている腸脛靱帯に付着している。中殿筋は前部、中部、後部と3つの部位に分けることができ、それが集まってできた幅広い腱が大腿骨大転子につながる。中殿筋の作用である股関節の外転は、筋線維の方向が水平に近い後部よりも、垂直に近い中部や前部の働きにより起こっている。

　中殿筋が大腿骨の内旋、または外旋、どちらの主要筋であるかどうかということは長く議論されている。2003年に行われたIreland, M.L.らの調査によると、膝蓋大腿部で

の痛みを訴える女性患者のグループは、比較対象となった患者のグループと比べて股関節の外転、外旋が弱いことが分かった[19]。このとき、外旋にかかわる筋力低下は、中殿筋の機能低下によるものだとされている。一方、2005年に行われた Earl, J.E. の研究によると、中殿筋は外転と内旋の動きの組み合わせ時に最も活発になっているということが観察されている[20]。

　上記の通り、中殿筋には前部だけでなく、後部の筋線維がある。私たち治療家が特に関心を持つのは後部である。中殿筋後部は大殿筋とともに、股関節の外旋をコントロールし、歩行周期の開始時に股関節、膝、下肢のアラインメントを整える役割を担っている。

　それは、患者の歩き方を観察してもらえば分かる。歩行周期の初期に左足が地面に着き、体重がかかった状態において、中殿筋は下肢を安定させる役割を担い、同時に下肢全体のアラインメントを整えることにもつながる。歩行周期は進み、立脚中期に入り、骨盤右側が左側よりわずかに高くなる。そのときに、今度は中殿筋が右股関節を外転させる役割を持つ。この工程が、遊脚期における右脚の振り出しを可能にするのである。

　左中殿筋の筋力低下が診られる場合、身体は2つの方法で適応しようとする。一つは立脚側と反対方向（この場合は右側）に傾き、トレンデレンブルグ歩行を呈する（図6.2a）。もう一つは、代償性のトレンデレンブルグ歩行となり、重心が筋力の低下した中殿筋側に寄っていくものである（図6.2b）。

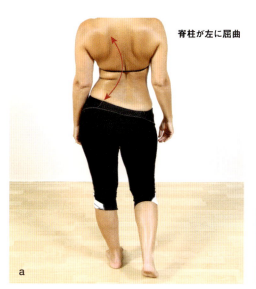
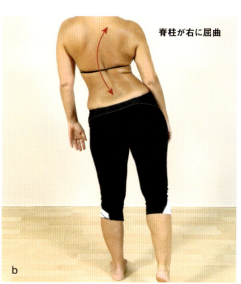

図6.2　a.トレンデレンブルグ歩行と、b.代償性のトレンデレンブルグ歩行

片足立ちになったとき、同側の中殿筋、小殿筋、内転筋群、そして反対側の腰方形筋によって構成される横スリング（図6.3）が活発になる。先に述べた通り、身体のどこかに筋力低下がある場合、それは他の筋肉での過活動に対する代償の結果である可能性がある。中殿筋（後部筋線維）の筋力低下が認められたとき、大腿筋膜張筋を通してつながる内転筋群と腸脛靱帯、そして、ときには梨状筋が過度に緊張する傾向にある。

　中殿筋は、骨盤の動的安定性において鍵となる役割を果たす。私の経験では、骨盤の動的安定性に欠けるランナーは、接地時の地面からの反発を減らすため、歩幅が短く、左右にぶれながら走ることで、骨盤の安定を保つための筋肉のコントロールを失っている。

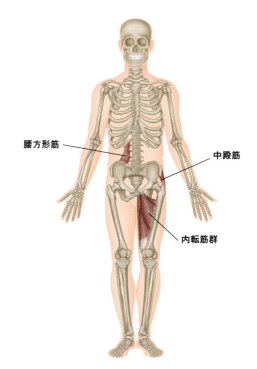

図6.3　横スリング

　中殿筋の筋力低下は、運動連鎖でつながる他の部位と密接に関係する。踵接地から立脚中期にかけて、中殿筋の筋力低下は以下のことにつながる。

- 大腿骨の過度な内転と内旋
- 膝の外反（もしくは内反の可能性も）
- 足に対しての下脚（脛骨）の内旋
- 足の内側への荷重増加
- 距骨下関節での外反の増加

中殿筋の機能低下によって引き起こされる上記の状態により、アスリートは脛骨内側過労性症候群（シンスプリント）や足底筋膜炎、アキレス腱障害など、慢性的な過外反に関連する故障のリスクに継続的にさらされている。
　大殿筋と中殿筋を強くすることで、安定した膝にしよう。

中殿筋の検査 *Assessment of the Gmed*

　膝や腰痛を訴える患者を診るときは常に、殿筋群、特に中殿筋の強度を確かめる検査を行う。この項では、中殿筋を含む股関節の外転筋群の正しい神経発火が行われているのかを見極めるための、股関節外転時神経発火パターン検査について話そう。

股関節外転時神経発火パターン検査　Hip Abduction Firing Pattern Test

　神経発火の順序を確かめるために、患者の左脚を上に両脚をそろえて横向きにさせる。今回3つの筋肉の動きに注意する。中殿筋、大腿筋膜張筋、そして腰方形筋である。治療家は右手を腰方形筋の上に置き、左手の母指を中殿筋、その他の指を大腿筋膜張筋の上に置く（図6.4 a・b）。

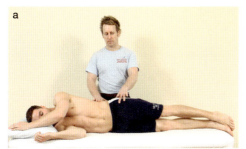 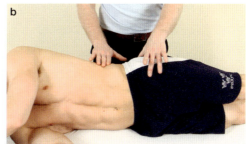

図6.4　a. 腰方形筋、中殿筋、大腿筋膜張筋の触診　b. 手の位置のクローズアップ

　患者に、左脚が外転するように数センチ程度持ち上げるよう指示し、施術者は神経発火の順序を確認する（図6.5）。代償パターンや患者の動きが不自然ではないか注意する。このテストで診ているのは、患者が股関節の外転を行う際、(1) 骨盤左側を引き上げていないか（腰方形筋を使っていないか）、(2) 骨盤が前傾していないか、(3) 骨盤が後ろに倒れていないかということである。

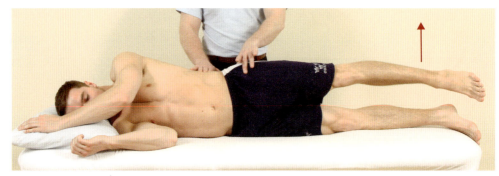

図6.5　患者が股関節の外転を行っているとき、施術者は3つの筋肉の神経発火の順番を確認する

　神経発火の正しい順序は中殿筋、大腿筋膜張筋、そして脚が約25度まで持ち上げられたとき、最後に収縮する腰方形筋である。もし腰方形筋か大腿筋膜張筋が最初に収縮しているならば、間違った神経発火パターンということであり、それにより歩幅が短くなる。

　股関節外転時の神経発火パターンを確かめたら、次のステップに進もう。中殿筋が弱いといわれたらジムに行って、横向きになり中殿筋を鍛えるためのトレーニングを一生懸命するかもしれない。しかし、筋力低下した中殿筋を強化するのは難しい。なぜなら、そのようなトレーニングは必ずしも効果的でないからだ。特に腰方形筋や大腿筋膜張筋が、股関節外転の主要筋である場合には、なおさらである。加えて、股関節の外転にわずかであるが携わっている梨状筋に問題がある場合、骨盤、仙腸関節の機能不全を引き起こし、問題をさらに複雑化させる。

　そこで、中殿筋の強化は一度置いておいて、まずは内転筋群、大腿筋膜張筋、腰方形筋といった緊張した筋肉に焦点を当てる。理論として、緊張した筋肉を弛緩させると、弛緩し筋力低下している筋肉が収縮しやすくなり、自然と強さを取り戻す。一定期間（2週間が推奨される）が過ぎても、中殿筋が活発にならない場合、中殿筋の強化に特化した機能的エクササイズを加える。

中殿筋前部、後部筋線維の筋力検査　　Glutes Medius Anterior/Posterior Fibers Strength Test

　左中殿筋を検査したいとき、患者の左側を上向きに寝かせる。施術者は右手で患者の中殿筋を触診し、患者は左股関節が外転するように、左脚を数センチ持ち上げ、保持させる。次に施術者は左手で患者の膝辺りを押さえ、下方に圧をかける。患者に、その圧に対して抵抗させる（図6.6）。抵抗できる場合、中殿筋は正常である。

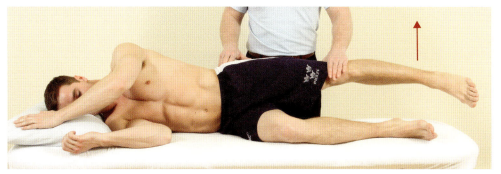

図6.6　患者は施術者のかける圧に抵抗して股関節を外転させる

中殿筋後部筋線維の筋力検査　　Glutes Medius Posterior Fibers Strength Test

　中殿筋、特に後部筋線維の働きに焦点を当てて検査をしたい場合、図6.7にあるように患者の股関節を伸展、そして外旋させる。施術者は前述のものと同様に下方に圧を加える（図6.7）。患者がそれに抵抗できれば、中殿筋後部の機能は正常であるといえる。
　筋力ではなく、耐久性を検査したい場合には、患者は圧力に抵抗し、少なくとも30秒は外転を維持できるかどうかを確認する（図6.8）。

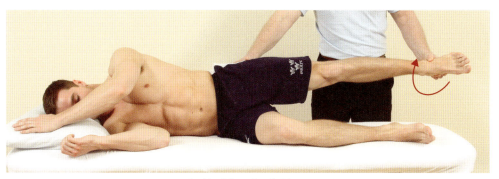

図6.7　股関節を外旋し、中殿筋後部の働きを診る

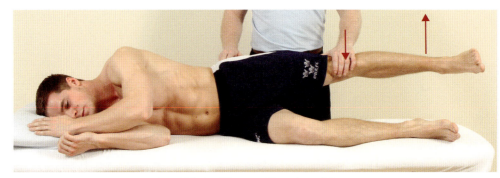

図6.8　施術者は外転している脚に下方の圧力をかける

　第5章の表5.3（P.78）と同様に、表6.1にて中殿筋と関連する可能性のある症状と機能不全をまとめる。

表6.1　各症状の原因と考えられる中殿筋の状態[18]

アスリートの症状	示唆されるもの	よくある所見
歩行時の左右へのぶれ	重心移動の問題	中殿筋の筋力低下
腰方形筋（体幹の側面）の緊張	体幹を垂直に維持することが困難、体幹側面の筋肉のオーバーユース	どちら側かの中殿筋機能不全
梨状筋の緊張	荷重時における骨盤の位置の問題、冠状面での動きのコントロールが必要	同側の中殿筋機能不全
腸脛靭帯の緊張、膝側面の痛み、膝蓋部の痛み	股関節の外転、屈曲の機能的な問題	同側の中殿筋、または大腰筋の機能不全

（Elphinston,J.2013.*Stability,Sport and Performance Movement*, Chichester,UK/Berkely,CA:Lotus Publishing/North Atlantic Books. より引用）

第7章
マッスルエナジーテクニック

Muscle Energy Techniques

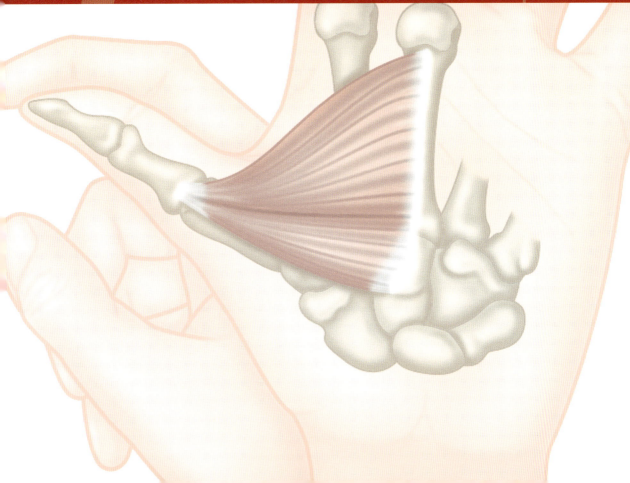

緊張した拮抗筋を弛緩させ、殿筋群の能力を最大限に発揮させる方法について議論するために、マッスルエナジーテクニックの役割や、使用されるタイミング、なぜ必要なのかについて説明する必要がある。

　治療家は、彼らのツールボックスのなかに、筋肉をリラックスさせ身体の回復メカニズムを促進させるためのさまざまなテクニックを持つ。マッスルエナジーテクニックはその一つであり、1948年にMitchell, F.L.によって最初に説明されたもので、正しく使われると患者の健康全体へ大きな影響を与えることができる[21]。

　定義：マッスルエナジーテクニック（Muscle energy technique：METs）はオステオパシーの手技による検査法と治療法である。患者は施術者の指示通りに与えられる圧力に抵抗しながら正確な方向、位置に筋肉を動かす。

　マッスルエナジーテクニックは、患者によって自発的に行われる動作を施術者が促進させるという特徴を持つ。患者の軟部組織（筋肉）の収縮により生まれる力が、患者の持つ筋骨格系の機能不全を正常化させる。この方法は、施術者に与えられる圧力に対して、決まった位置から決まった方向に抵抗して筋肉を収縮させることから、一般的に「間接的な方法」ではなく「直接的な方法」として分類される。

マッスルエナジーテクニックの有用性 Some of the Benefits of METs

　マッスルエナジーテクニックのコンセプトを生徒に教えるとき、そのメリットとして私が強調するのは、柔軟性の向上というよりは関節可動域の正常化である。違いが分かりにくいかもしれないが、例えば、患者の頚の右方向への回旋が左方向と比べて小さいとき、頚椎の右回旋が制限されているということである。正常な頚椎は80度回旋するが、その患者は70度しか右方向へ回旋しない。こういった場合に、マッスルエナジーテクニックが有効である。動きを制限している筋肉に対して行うことで、患者は頚椎を右方向に80度回旋することが可能となる。患者の自発的な頚椎の右回旋を、施術者がより促進させるのである。そして、頚椎の関節可動域が正常な状態に改善される。なお、全体的な柔軟性は向上したものの、あくまで正常な状態に到達したまでであり、厳格に見ると、筋肉を伸張させたわけではない。

　使用されたマッスルエナジーテクニックのタイプやそのときの状態によって、この治療の目的は以下のものを含む。

- 過緊張状態の筋肉の張りの正常化
- 筋力低下した筋肉の活性化
- 筋肉が伸張するための準備
- 関節可動域の改善

過緊張状態の筋肉の正常化　Restoring Normal Tone in Hypertonic Muscles

　治療家はシンプルなマッスルエナジーテクニックの工程を通して、過緊張状態の筋肉の弛緩を試みる。関節可動域が制限されているとき、その原因となる過緊張の組織を判別できれば、マッスルエナジーテクニックを使うことで組織の正常化を図ることができる。ある種のマッサージもまた筋肉を弛緩させることができ、一般的にマッスルエナジーテクニックはマッサージと併せて行われる。個人的には動作と組み合わせたマッサージは、治療家にとって最も有用なツールの一つであると感じている。

筋力低下した筋肉の活性化　Strengthening Weak Muscles

　マッスルエナジーテクニックは、筋肉を弛緩させる工程の前に患者に筋肉を収縮させることで、筋力低下した筋肉を活性化させるのにも用いられる。施術者は筋力低下していると判別した筋肉を、施術者による圧に抵抗させて収縮（等尺性収縮）させる（タイミングはケースにより異なる）。例えば、患者はMAXの20〜30%程度の力で5〜15秒、収縮させる。それを10〜15秒程度の休憩を挟みながら、5〜8回繰り返す。すると、患者のパフォーマンスは向上しているはずだ。

筋肉が伸張するための準備　Preparing Muscles for Subsequent Stretching

　関節の可動域を見れば、患者が何のスポーツをしているかが分かることがある。マッスルエナジーテクニックは、すべての人が柔軟性を高めることができ、目標に到達するための手助けをする。繰り返すが、マッスルエナジーテクニックの目的は関節の可動域を正常化することである。

　もし、通常の可動域以上に柔軟性を高めたければ、より踏み込んだマッスルエナジーテクニックの方法を取ることを勧める。これは、通常の10〜20%程度の強度の収縮をより強めるという形で行う。例えば、40〜70%程度の強度での収縮である。この収縮強度の上昇により、より多くの運動単位での神経発火を促し、ゴルジ腱紡錘への刺激が増加する。これが筋肉をよりリラックスさせる効果を持ち、さらに筋肉を弛緩させる。どちらにしても、マッスルエナジーテクニックを治療計画に組み込んだら、それに続く柔軟プログラムを勧める。

関節可動域の改善　Increasing Joint Mobility

　筋肉の検査について教えているときに、私は好んで「関節が固いと筋肉が固まり、筋肉が固いと関節が固まる」と言うことがあるが、理解できない人はいるだろうか。最初は筋肉をリラックスさせているだけだが、マッスルエナジーテクニックを正しく使用することは、関節の可動域を改善するのに最善の方法の一つとなる。マッスルエナジーテクニックの肝は患者に筋肉を収縮させることであり、それに続く筋肉の弛緩が関連する関節可動域の改善につながる。

生理学からみたマッスルエナジーテクニックの効果
Physiological Effects of METs

　第2章で姿勢のズレに関して説明したが、この本に記されたテクニックを用いることで、どの筋肉が緊張し姿勢に影響を及ぼしているか、そして、殿筋群との関連性を理解できる。個々に必要な検査を用い、そういった筋肉群を判別したうえでマッスルエナジーテクニックを用い、機能不全の解消を目指す。そして、殿筋群の働きを正常化し、最大化するため治療計画をつくる。

　マッスルエナジーテクニックの効果は主に2つあり、それらは以下の2つの生理学の仕組みによって説明できる。

- 等尺性収縮後の筋伸張（Post-isometric relaxation：PIR）
- 相反抑制（Reciprocal inhibition：RI）

　マッスルエナジーテクニックを用いるとき、ある神経的な影響が起こる。PIRやRIの主な仕組みについて議論する前に、伸展反射に関連する2種類の受容器について考える必要がある。

- 筋紡錘：筋肉の伸縮の度合いや速度を感知
- ゴルジ腱紡錘：腱にかかる張力の変化を感知

　筋肉が伸張されると、筋紡錘から脊髄の後角細胞へ送られる電気信号が増加する。それに対しての防御反射として、前角細胞が筋線維への運動神経刺激を増やし、伸張に抵抗しようとする。しかしながら、それにより増加した張力をゴルジ腱紡錘が感知し、後角細胞に信号を送るのは少し遅れてからになる。この信号は、前角細胞での増加した運動神経への刺激を抑制する作用がある。この抑制により運動神経の活動が弱まり、筋肉のリラックスにつながる。つまり、ゴルジ筋紡錘による防御反射での筋肉の弛緩が筋紡錘による防御収縮を上回ることから、持続した筋肉の伸張はその筋肉の伸張能力を引き上げるのである。一方、瞬間的な筋紡錘の伸張は、即座に筋肉の収縮を引き起こすが、

維持されなければ抑制効果は生じない。これは基本反射弓として知られる（図 7.1）。

等尺性収縮が維持されているとき、脊髄から筋肉への神経的フィードバックメカニズムを通して PIR が起こり、収縮した筋肉の緊張を減少させる。この緊張の減少は約 20〜25 秒程度持続し、その間、関節可動の停止位置まで、より容易に動かすことができる。

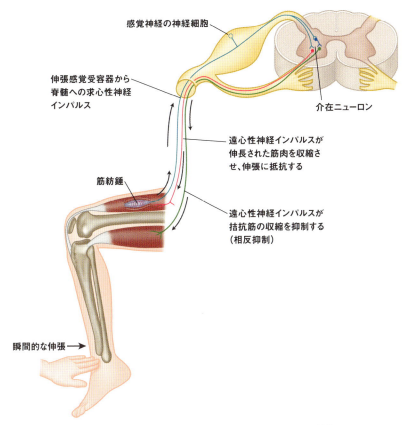

図7.1　反射弓。手による瞬間的な筋肉の伸張が筋紡錘を活性化する

　RI において、筋肉の緊張の緩和は拮抗筋の生理学的抑制効果に依存する。主動筋の運動神経が興奮性の神経インパルスを求心性神経経路から受け、同時に拮抗筋の運動神経は抑制性の神経インパルスを受けることで収縮を抑える。これは主動筋の収縮や長期の伸展は、拮抗筋を抑制、リラックスさせ、主動筋の瞬間的な伸張は主動筋の収縮を促すという法則に従う（図 7.2）。

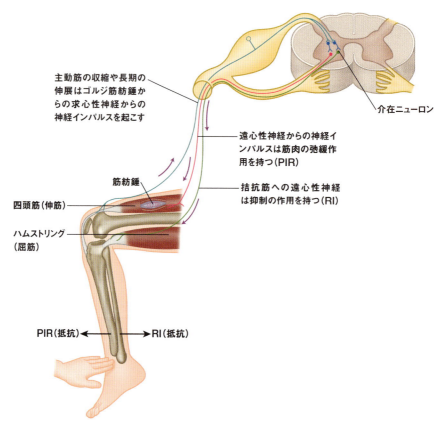

図7.2　等尺性収縮後の筋伸張(PIR)と相反抑制(RI)

　RIの場合、20秒の不応期（静止電位に戻るまでの時間）が生じる。しかしながら、RIはPIRほどの影響力はないと考えられているが、痛みや故障により主動筋へのアプローチが適切とはいえない場合もあり、施術者は両方のアプローチを使える必要がある。マッスルエナジーテクニックに必要な力は最低限であるため、故障や組織へのダメージのリスクは少なくなっている。

マッスルエナジーテクニックの適用方法 MET Method of Application

「バインドの位置」または「制限バリア」 "Point of Bind" or the "Restriction Barrier"

　本書で「バインド」という言葉は、何度も使われる。バインドの位置または制限バリアは、施術者が手または指で触診したときに最初に感じる抵抗である。施術者は経験と継続的な鍛錬を通して、軟部組織におけるバインドの位置に抵抗を感じることができる。このバインドの位置は伸張により筋肉がストレッチされる位置ではなく、その手前の状態に起こる。患者が筋肉の伸びを感じる前に、施術者はその違いを感じ取らなければな

らない。

　マッスルエナジーテクニックを適用するほとんどの場合において、バインドの位置、またはその少し手前でマッスルエナジーテクニックを行わなければならない。見て分かる通り、他のストレッチの手法と比べてマッスルエナジーテクニックは優しい手法であることから、リハビリにより適している。筋肉の緊張のほとんどの問題は姿勢筋で起こる。これらの筋肉は遅筋が優勢であることから、より優しい形のストレッチのほうが望ましい。

手順　Procedure

①患者の四肢を、抵抗が感じられる位置（バインドの位置）まで持っていく。実際はその少し手前に持っていくことで、患者の負担が減る。状態が慢性化している場合は特に注意する。

②患者は、施術者によって与えられる圧力に抵抗する形で治療すべき筋肉（PIR）、または拮抗筋（RI）を10〜20％程度の力で等尺性収縮させる。

③PIRによるアプローチを取る場合は主動筋を使い、固縮した組織を直接解放する。

④RIによるアプローチの場合、拮抗筋を等尺性収縮させる。これは反対側にある固縮した主動筋をリラックスさせる効果を持つ（下記PIRの例を参照）。

⑤患者はゆっくりと等尺性収縮をし、治療部位を急に動かすことは避け、その状態を10〜12秒維持する。これは上記で説明した通り、ゴルジ腱紡錘が活発になり、錘内筋線維に影響を与えるのに必要な負荷である。これは筋紡錘の影響を無効にする効果を持ち、筋肉の緊張を抑える。これにより施術者は、最低限の力で影響を受けた部位を柔軟的に動かすことができる。

⑥患者の筋収縮は不快や痛みを生じさせない程度のものとする。

⑦患者は大きく息を吸いながらリラックスし、息を吐くときに施術者が緊張している筋肉をストレッチし、関節可動域の正常化を図る。

⑧PIRを誘発するために等尺性収縮を行った後、15〜30秒筋肉は弛緩することから、その間より筋肉を伸張させることができる。

⑨この工程をそれ以上の改善が見られなくなるまで繰り返し（通常3、4回）、それ以上伸張しない位置で25〜30秒維持する。この時間は、神経システムにこの状態を覚え込ませるのに十分な時間とされる。

⑩このタイプの手法は、緊張した筋肉を弛緩させるのに十分な威力を発揮する。

急性期と慢性期　Acute and Chronic Conditions

　マッスルエナジーテクニックを用いて治療する軟部組織の問題は一般的に急性か慢性かに分類され、何らかの筋損傷と関連する。マッスルエナジーテクニックは急性、慢性どちらの場合においても適用できる。急性とは症状、痛み、筋痙攣などから明らかに急性だと分かるものも含め過去3、4週間以内に生じたものを指す。それより前に生じたものや、急性の性質に当てはまらないものを慢性に分類し、マッスルエナジーテクニックを用いるうえでどの方法が適しているのかを決める。

　もし状態が比較的急性なもの（過去3週間以内に起こったもの）だと感じたら、バインドの位置で等尺性収縮させる。10秒間等尺性収縮をさせたあと、施術者は次のバインドの位置に持っていく。

　慢性の状態にあるとき（3週間以上）、バインドの位置の少し手前から等尺性収縮を始める。10秒の等尺性収縮後、最初のバインドの位置を過ぎた位置から再開する。

PIR vs RI　*PIR versus RI*

　一般的に、患者の痛みの程度が、どの手法を適用するかを決定する主な要因となる。緊張した筋肉を弛緩させるうえで、最初に選択されるのがPIRである。

　しかしながら、主動筋を収縮させたとき、患者が痛みや不快感を感じたならば、痛みが少なく筋肉をリラックスさせる効果のある、他の筋肉群（拮抗筋）を収縮させるほうが適切かもしれない。ゆえに、痛みのない拮抗筋へのRIによる手法が、痛みに対しての感度の増した緊張した組織へのアプローチとして適切とされる。

　適切な治療により初期の痛みが軽減してきたら、PIRによる手技（前述の通り、拮抗筋に対して用いられるRIと対照的に、PIRは固縮した筋肉自体への等尺性収縮を行う）も組み入れることができる。最善の方法を選択するうえで主な要因となるのは敏感な組織が急性であるか、慢性であるか、ということにある。

　PIRとRIを使ってこれまで治療してきた経験として、過緊張の組織を伸張させるうえでPIR（患者が痛みを感じる）を用いた場合のほうがより望ましい結果となることが多かったといえる。しかし、一度PIRを用いて、さらなる関節可動域の改善が可能だと感じると、拮抗筋に対してのRIを2回程度行う。このようなアプローチによって患者の関節可動域に対して望ましい効果を上げてきた。

PIRの例　　PIR Example

　では、母指内転筋に対して、マッスルエナジーテクニックのPIRを適用してみよう。殿筋群に対してのマッスルエナジーテクニックの活用の例を見たいと思うかもしれないが、まずは自分自身で練習できる部位に対して練習し、マッスルエナジーテクニックの理解を深めてほしい。一度この技術を理解し、単純なやり方で練習すれば、極めて重要な殿筋群に対して、より複雑なマッスルエナジーテクニックを用いることができるようになる。

　指を精一杯広げた状態の左手（右手でも可）を白紙の上に置き、手に沿って線を引く（図7.3）。

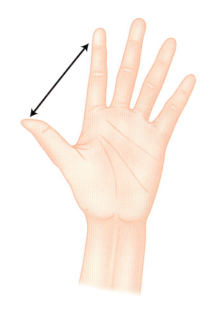

図7.3　母指と示指の間の長さを測る

　紙から手を離し、母指をバインドの位置を感じるところまで外転させる。次に、右手の示指を左手の母指の先端近くに置き、示指の下方への圧力に抵抗させるように内転筋を等尺性収縮させる（図7.4）。息を吸いながらこの状態を10秒間維持し、息を吐きながら右示指でさらに左母指を外転させる（無理矢理ではなく）。この工程をさらに2回繰り返し、そして最後の1回は等尺性収縮を最低20〜25秒維持する。

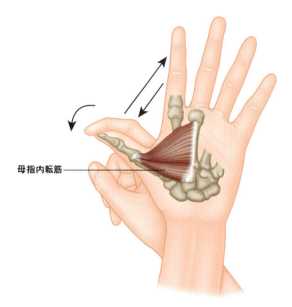

図7.4 母指を反対の示指で外転方向に圧力を加えながら抵抗させる

では、再び手を白紙の上に置き、それに沿って鉛筆で線を引いてみよう（図7.5）。母指は、より外転していないだろうか。

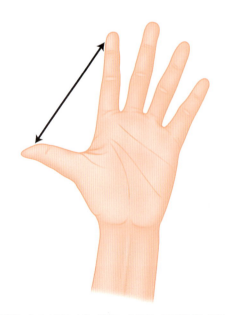

図7.5 PIRを用いたマッスルエナジーテクニックのあと、再び母指と示指の長さを測る

第8章
原因としての拮抗筋——腸腰筋、大腿直筋、内転筋群の重要性

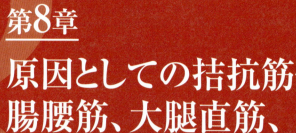

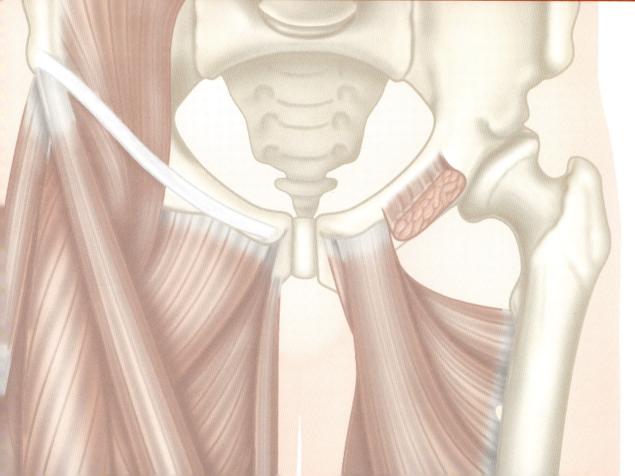

第8章 原因としての拮抗筋――腸腰筋、大腿直筋、内転筋群の重要性

　この章は、動作パターンの変化の原因となる緊張しやすい軟部組織、筋肉の判別に焦点を当てる。拮抗筋が弛緩し、筋力低下を起こす理由についてはすでに議論した通りであり、これは相動筋である中殿筋と大殿筋にも当てはまる。これに対する解決法は「弱い」筋肉を強化することではない。拮抗筋の緊張により力の入りにくい状態が問題なので、筋トレで強くしようとしても機能の向上は起きないからだ。

　Sherringtonの法則における相反抑制[22]によると、過緊張状態にある拮抗筋は反射的に主動筋の働きを抑制している。そこで、拮抗筋が緊張した状態にある場合、筋力低下した筋肉の強化の前に、まずは筋肉の緊張状態や伸張の度合いを正常に戻すことから始めなければならない。第12章で説明する殿筋群の強化に特化したトレーニングを始める前に、マッスルエナジーテクニック（例えばPIR）や筋膜リリーステクニックなどを組み合わせるなどして、その緊張した筋肉を弛緩させよう。

　Kankaanpaa, M. ら[23]とO'Sullivan, P. ら[24]は、痛みによる抑制効果で起こる大殿筋や中殿筋などの活動パターンのアンバランスさに起因する腰骨盤部の姿勢コントロールの変化を研究した。Hungerford, B. らの研究（2003）によると、そのようなアンバランスの結果、それらの筋肉に代わり大腿二頭筋、腸腰筋、大腿筋膜張筋、そして内転筋群がより活発になる[25]。

　殿筋群の拮抗筋が何であるか、覚えているだろうか。大殿筋は強力な股関節の伸筋であり、その拮抗筋は股関節の主要な屈筋である腸腰筋や大腿直筋である。強力な外転筋である中殿筋の拮抗筋は、内転筋群ということになる。

　股関節の伸展の正しい神経発火パターンが起こるには、股関節の屈筋で起こっている問題を判別し、解決する必要がある。検査によって屈筋が短くなっていると分かったとき、マッスルエナジーテクニックや筋膜リリーステクニックなどを用いて、これらの組織の正常化を図る必要がある。この方法を2週間ほど続け、神経発火パターンの改善が見られない場合、あとで説明するように、大殿筋の強化プログラムを治療計画に組み込むとよい。

　では、大殿筋と中殿筋の拮抗筋である腸腰筋（大腰筋と腸骨筋から成る）、大腿直筋、内転筋群について、もっと詳しく説明していこう（他にも関連する筋肉はあるが、本書では取り上げない）。

腸腰筋の解剖学 *Ilopsoas Anatomy*

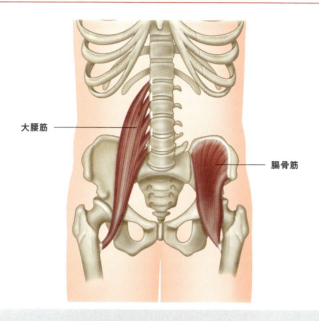

〔起始〕大腰筋：全腰椎の横突起。胸椎〜腰椎の椎体
　　　　　　　それぞれの腰椎椎体上の椎間板
　　　　　腸骨筋：腸骨窩の上部2/3。腰仙骨、仙腸関節前靱帯
〔停止〕大腿骨小転子
〔作用〕股関節の主要屈筋と股関節外旋の補佐。停止部位からの働きで、背臥位から座位への
　　　　変位時の体幹の屈曲
〔支配神経〕大腰筋：腰神経叢（L1-L4）腹枝
　　　　　　　腸骨筋：大腿神経（L1-L4）

図8.1　腸腰筋の起始、停止、作用、支配神経

腸腰筋の検査　Assessment of the Iliopsoas

修正型トーマステスト

　右股関節を検査する際、患者はベッドの端近くに左膝を抱えた状態で背臥位になる。図8.2のように、患者は背臥位になりながら、左膝をできるだけ胸に引き寄せる。股関節が最大限屈曲することで、寛骨が後傾し、腰椎の前弯が減少する。この姿勢のとき、施術者は患者の右膝と右股関節の位置関係を見る。膝は右股関節より下に位置しているべきである。図8.2では、腸腰筋の長さが正常なことを示している。

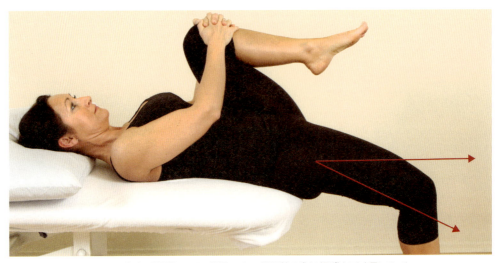

図8.2　右膝は股関節より下に位置しており、腸腰筋の長さが正常なことを示している

　図8.3では、施術者が右股関節と右膝の位置関係を手で比較しているのが分かる。このケースでは股関節は屈曲しており、右腸腰筋の緊張が確認できる。

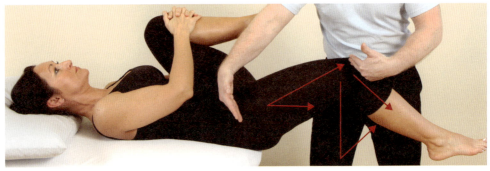

図8.3　腸腰筋の緊張が確認できる。大腿直筋の緊張も診られる

修正型トーマステスト時では、施術者は股関節の外転（図8.4）や内転（図8.5）を試みる。10〜15度の可動域が認められる場合、正常と見なす。もし、10〜15度以下でバインドが起こり、外転が制限されているのであれば内転筋群が緊張していること、内転が制限されていれば腸脛靭帯や大腿筋膜張筋の緊張していることを意味する。

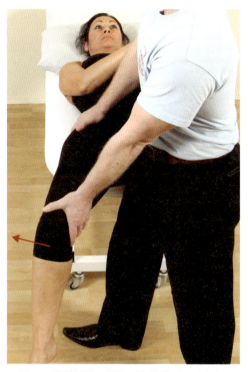 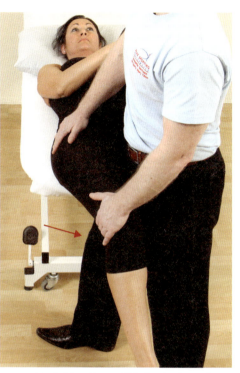

図8.4　股関節外転の制限は内転筋群の緊張を意味する　　図8.5　股関節内転の制限は腸脛靭帯や大腿筋膜張筋の緊張を意味する

腸腰筋へのマッスルエナジーテクニックを用いた治療　MET Treatment of the Iliopsoas

　右側の治療を行う際、修正型トーマステストと同じ姿勢をとる。患者は左脚を施術者の身体の右側に置き、施術者は患者の左股関節が最大限まで屈曲するように荷重を加える。施術者は右手で患者の右股関節を押さえながら、左手で右膝を押さえる。そして、図8.6の写真のように、施術者の左手に抵抗するよう、患者に右股関節を屈曲させる。

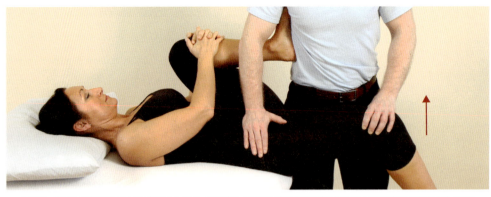

図8.6　股関節が施術者の右手で押さえられている状態で、患者は施術者の左手に抵抗するように右股関節を屈曲させる

　等尺性収縮に続いて、リラクゼーションフェイズに入る。施術者は下方への抵抗を加える。図8.7で見られるように、股関節は受動的に伸展することで右腸腰筋が伸ばされる。この際、重力の補助により、腸腰筋の伸展を助けている。

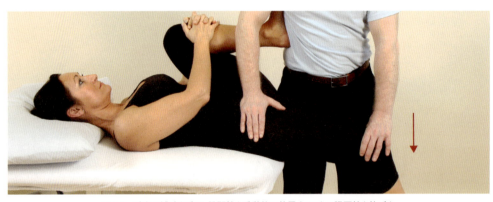

図8.7　重力の補助を受け、股関節を受動的に伸展することで腸腰筋を伸ばす

　別法として、図8.8で見られるように、股関節が屈曲した状態から腸腰筋を収縮させることも可能である。これは先ほどの手法を行ったとき、患者が苦痛を感じる場合に用いられる。より屈曲した状態では腸腰筋は緩み、収縮しやすくなることで患者の苦痛を軽減する。

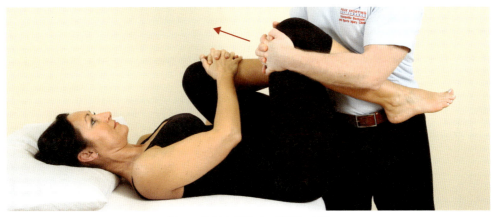

図8.8　屈曲した状態からの股関節の屈曲

患者は、施術者の左手に抵抗して右股関節を屈曲する（図8.8）。10秒間の筋収縮とリラクゼーションフェイズ後、図8.9のように股関節を伸展させる。

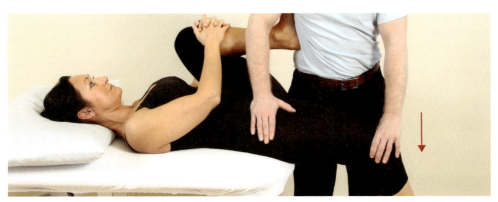

図8.9　右腸腰筋の伸張

関連情報

大腰筋は、牛のテンダーロインの一部であるフィレミニョンとして知られている。両側の大腰筋の緊張は骨盤を前傾させ、腰椎の過前弯につながる。これにより椎間関節への負荷が増加し、腰痛を引き起こす。

留意点

シットアップによるトレーニングは、主に腸腰筋を使う。繰り返しシットアップを行うことで腸腰筋がより強く緊張する一方、腹筋の機能は低下するので、腰痛は解消されない。

腸腰筋の関連を確かめるために、まず患者の両膝を曲げた状態で背臥位に寝かせる。患者の足首を押さえ、それに抵抗する形で患者に背屈させる。これが、腸腰筋を含む前面筋肉鎖を刺激する。そして、シットアップさせる（ほとんどの健康な人は、シットアップをすることができる）。

　腸腰筋を不活性化させるために、患者は足首を（背屈ではなく）底屈させるか、殿筋群を収縮させる。これらのどちらでも、背面筋肉鎖を刺激し、殿筋群を活性化することで相反抑制が働き、腸腰筋が弛緩する。患者がシットアップしようとすると、できないことが分かるだろう。なぜなら、シットアップにおいては、腸腰筋が主要筋であるからだ。

腸腰筋への筋膜リリース　　Myofascial Treatment of the Psoas Major

　大腰筋は、骨盤や腰椎、胸椎とかかわる多くのパターンの機能不全と関連する。下方内側の筋線維は前弯の増加とかかわり、上方外側の筋線維は前弯の減少に関連するという学者達もいる。

　私が説明する大腰筋のリリースの仕方は、筋肉の構造の問題や内臓とのかかわりもあり、とても難しく思えるかもしれない。大腰筋は緊張しているときは、とりわけ非常に敏感になることから、それを触診し、治療する際は注意しなければならない。この本を読んだだけでこの部位を扱うべきではなく、より経験豊富な治療家について学ぶ必要がある。

大腰筋の位置を突き止める

　左膝を曲げ、足底をベッドにつけた状態で患者を背臥位にする。次に図8.10のように、患者の臍から外側約5センチ、下約5センチを触診する。この特定の位置において、施術者は大腰筋を触診し、治療することが可能である。患者に膝を曲げさせることによって、腸腰筋をリラックスさせる。内臓や脂肪と比べ、しっかりした感触のある筋肉にたどりつくまで、図8.11のようにゆっくりと優しく指を沈み込ませていく。腸腰筋を見つけたと思ったら、患者に足をベッドから数センチ程度持ち上げてもらい、筋肉の収縮を確かめることができれば正しい位置といえる（図8.12）。もし筋肉の収縮を感じない場合、背骨側の、少し内側に指を動かす。正しく筋肉に接触できている場合、患者は足を持ち上げられないだろう。これは筋力低下を示し、あなたの加える圧力が筋肉の機能を抑制しているのである。

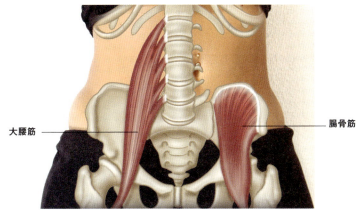

図8.10　大腰筋の位置

大腰筋　　　　　　　　　　　　　　　　腸骨筋

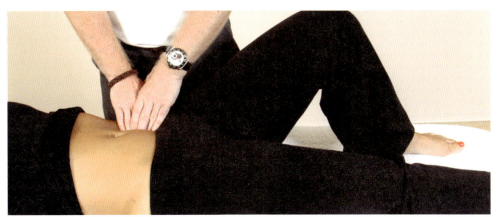

図8.11　腹部から左大腰筋の触診

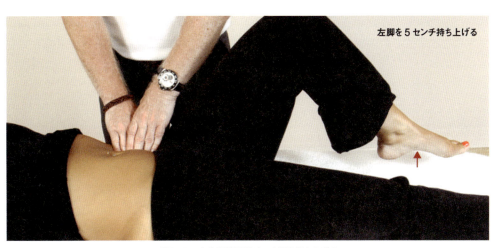

左脚を5センチ持ち上げる

図8.12　左大腰筋触診時。左脚を持ち上げる

第8章　原因としての拮抗筋——腸腰筋、大腿直筋、内転筋群の重要性

開始位置

両膝を曲げた状態で、患者を背臥位にする。反対の手で補助しながら、上記の説明通り左大腰筋を触診する。そして大腰筋のみにアプローチできるよう、図8.12のように患者の股関節を屈曲する。おそらくあなたが触れているのは大腰筋の外側側面部であり、内側部分に対して処置を行う場合は、コンタクトを保ったまま、下部でゆっくりとまわりこむ必要がある。これにより、手で圧力を加える前に繊細な組織や血管をよけることができる。

そして、施術者はコンタクトを保ったままの状態で、患者に踵を可能な限りゆっくり滑らして脚を伸ばしてもらう。この手法は、患者が筋肉を伸張させる際に、大腰筋を「ロック」すると表現される（図8.13）。これが理解しにくい場合は、「鍵（指）を鍵穴（大腰筋）に挿入して、扉を開く（患者の脚を伸ばす）」という流れでイメージすると覚えやすいかもしれない。

患者の脚が最大限まで伸ばされたら、施術者は大腰筋への圧を緩め、その後2～3回、または筋組織の変化が感じられるまで繰り返す。

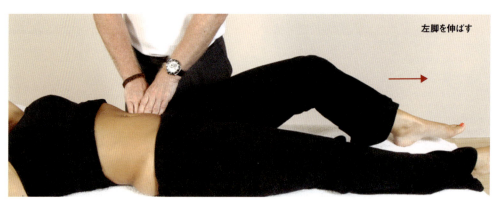

図8.13　施術者が左大腰筋への圧を加えている間に、患者は脚を伸ばす

筋肉と横隔膜との関係性から、正しい呼吸法を用いることは、大腰筋の伸張にとても有益である。私は通常、大腰筋に圧を加え、患者が脚を伸ばしているときに、息を吸い、リラックス時に息を吐ききるよう指導する。

手法の変化

上記で説明した方法を「スターティングテクニック」と呼び、これを正しく行えるようになったら、より効果を高めるために少しずつ手法を変化させる。

上記の通りスターティングテクニックにおいて、施術者の指は筋組織をロックするような形になっている。しかしながら、今度は、患者が脚を伸ばす際、そのロックした状態でわずかに腰椎（大腰筋の起始）の方向へ圧力を加える。これによって、より大腰筋の伸張を促すことができる。

私のクリニックで用いられる、大腰筋を伸張させる際のもう一つの効果的な手法は腕の動きを加えることである。この手法での開始位置は図8.14の通りであり、患者が5センチ程度脚を持ち上げるときに、施術者は左大腰筋にコンタクトし、同時に左腕も持ち上げる。患者は息を吸いながら左脚を伸ばし、息を吐きながら左腕を頭の方向に不快に感じない程度にできるだけ伸ばしていく（図8.15）。この手法は、大腰筋の伸張に多大な影響を与える。

　上記の手法に加えて、患者が腕を伸ばしきったあと、図8.16のように左腕を右側に反らしていく。

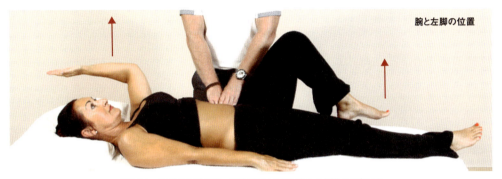

図8.14　患者の開始位置。施術者は大腰筋にコンタクトし圧を加える

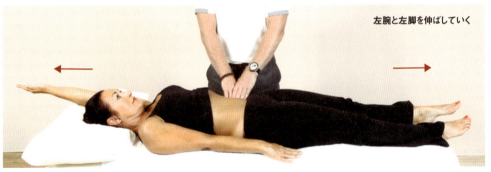

図8.15　施術者が左大腰筋に圧を加える間、患者は左腕と左脚を伸ばす

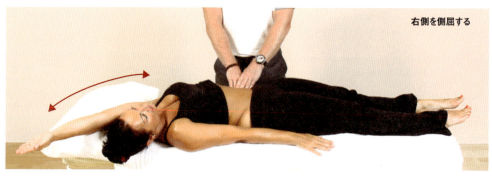

図8.16　施術者が左大腰筋にコンタクトしている間に、患者は左脚を伸ばし、右側に側屈する

大腿直筋の解剖学 *Rectus Femoris Anatomy*

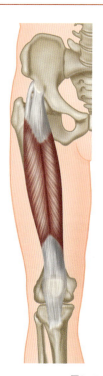

〔起始〕下前腸骨棘、寛骨臼上縁

〔停止〕膝蓋骨、膝蓋靱帯を経て脛骨粗面

〔作用〕膝関節における下腿の伸展、股関節においての大腿の屈曲（とりわけボールを蹴るといった両動作の連動した動作時）。体幹の屈曲時、腸腰筋の補助。歩行時の踵接地時の膝関節の伸展の保持

〔支配神経〕大腿神経（L2-L4）

図8.17　大腿直筋の起始、停止、作用、支配神経

大腿直筋の検査　Assessment of the Rectus Femoris

修正型トーマステスト

　この検査は先に説明した通り、大腿直筋だけでなく、腸腰筋の緊張を調べるのに優れている。右大腿直筋を検査するとき、患者は図8.18で示したように左膝を抱えるような体勢を取る。

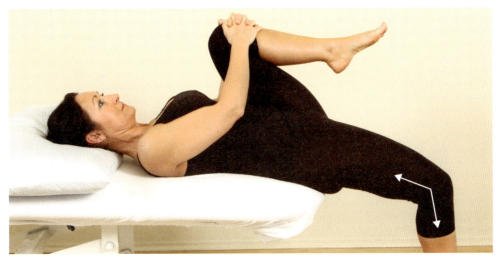

図8.18　右大腿直筋検査時、患者は左膝を抱える形で背臥位になる。これは、大腿直筋が正常な状態である

　患者は左側の寛骨が後傾するように、左膝を胸に引き寄せる。これが検査の姿勢である。この姿勢から、施術者は患者の右膝と右足首の位置を確認する。正常な場合、膝の角度は約90度程度である。図8.18は、大腿直筋が正常な状態を示している。

図8.19は、右膝と右足首の位置関係を比較したものである。この写真では、下腿の伸展が見られる。これは右大腿直筋の緊張を示している。また、股関節が屈曲していることにも気づくだろう。これは先で説明した通り、右腸腰筋の緊張を示している。

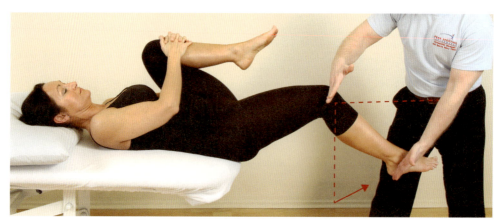

図8.19　膝の伸展は大腿直筋の緊張を表す

大腿直筋へのマッスルエナジーテクニックを用いた治療　　MET Treatment of the Rectus Femoris

患者を腹臥位にし、施術者はバインドを感じられるまで患者の右膝を屈曲していく。同時に、施術者は右手で仙骨を押さえ、寛骨の前傾を防ぐことで、下部腰椎の椎間関節への負荷を軽減する。

> **留意点**
> 腰椎の前弯の増加を心配するときはお腹の下にクッションを置くことで、患者の不快感を減らす。

バインドの位置から、患者は施術者の左手に抵抗する形で膝を伸展させる（図8.20）。10秒間の収縮のあと、リラクゼーションフェイズにおいて図8.21のように施術者は膝をさらに屈曲させ、大腿直筋を伸ばす。

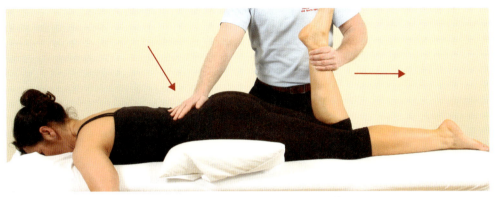

図8.20　患者は施術者の左の圧に抵抗する形で膝を伸展する

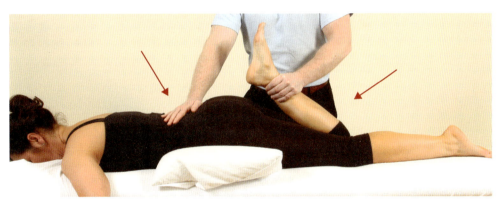

図8.21　施術者は腰部を押さえながら患者の膝を屈曲し、大腿直筋を伸ばす

図8.22 は、大腿直筋の起始部からさらに伸長させる方法を示している。初期の筋肉の収縮は、図8.20 で説明した通りである。筋肉の収縮のあと、リラクゼーションフェイズにおいて、施術者は右手で骨盤の位置をコントロールし、ゆっくり膝を屈曲させながら、左手で股関節を伸展させる。これにより、大腿直筋の起始停止部での伸張を図る。

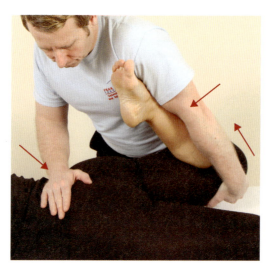

図8.22　施術者は患者の膝を屈曲させ、腰部を押さえ、股関節を伸展する

大腿直筋へのマッスルエナジーテクニックを用いた異なる治療法
Alternative MET Treatment of the Rectus Femoris

　先に説明したマッスルエナジーテクニックの手法では、腰に負担がかかり過ぎるという患者もいる。そこで、代わりとなる修正型トーマステストの姿勢から行う手法を用いる。場合によっては、こちらのほうがより効果的かもしれない。

　患者は、先ほど説明した修正型トーマステストの姿勢を取ってもらう。施術者は患者の右大腿部の位置をコントロールし、足が地面のほうに動くようにゆっくりと右膝を屈曲していく。この姿勢では、バインドの位置まですぐに到達するので、初めて行うときは特に注意する必要がある。

　バインドの位置から、患者は圧に抵抗するように膝を伸展させる（図8.23）。10秒間の収縮後、リラクゼーションフェイズにおいて施術者は膝をより屈曲させる（図8.24）。これは、緊張した大腿直筋を伸ばすのにとても効果的な手法である。

> **留意点**
> 　両側の大腿直筋の過緊張は骨盤を前傾させ、過度な腰椎の前弯を起こし、第5腰椎に過度な負担がかかることで腰痛につながる。

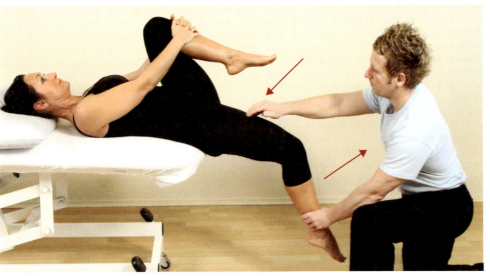

図8.23　施術者は大腿直筋を触診し、患者は膝を伸展させる

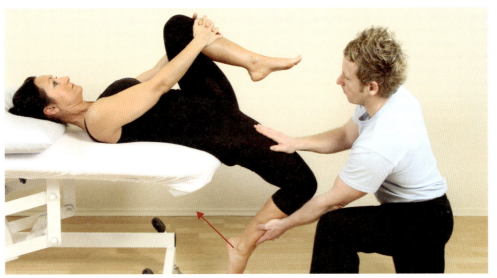

図8.24　大腿直筋を伸展させるために、施術者が患者の膝を屈曲させる

第8章　原因としての拮抗筋——腸腰筋、大腿直筋、内転筋群の重要性

内転筋群の解剖学 Adductors Anatomy

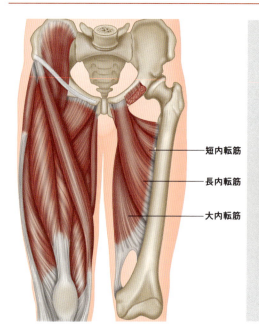

〔起始〕恥骨枝前部。大内転筋は座骨結節に起始を持つ

〔停止〕大腿骨内側

〔作用〕股関節の内転と内旋

〔支配神経〕
大内転筋：閉鎖神経(L2-L4)
　　　　　座骨神経(L4、L5、S1)
短内転筋：閉鎖神経(L2-L4)
長内転筋：閉鎖神経(L2-L4)

図8.25　内転筋群の起始、停止、作用、支配神経

内転筋群の検査 Assessment of the Adductors

股関節外転テスト

　患者は背臥位の姿勢を取る。施術者は左手で左脚を持ち、右手で内転筋群を触診しながら受動的に外転させる（図8.26）。バインドを感じたときの脚の角度を確認する。正常な外転時の股関節の可動域は、45度である。角度がこれより小さいとき、内転筋群の緊張を示している。

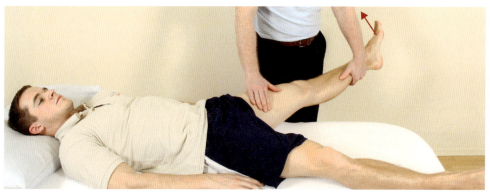

図8.26　内転筋群を触診しながら、バインドの位置まで外転させる

しかしながら、このルールには例外もある。可動域が45度より小さいとき、内側のハムストリングが他動的な外転を制限している可能性もある。内転筋群の問題か、ハムストリングの問題かを見分けるには、膝を90度に屈曲する（図8.27）。これにより可動域が広がった場合は、内側のハムストリングの緊張を示している。

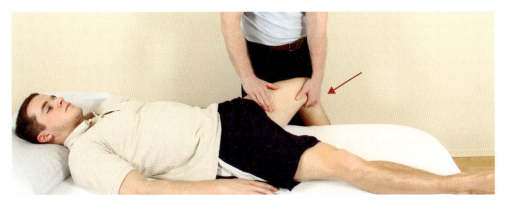

図8.27　内転筋群のみの検査のために膝を屈曲する

要約すると、ハムストリングが原因か調べる場合、図8.27のように膝を他動的に屈曲させ、そのまま他動的に外転させる。可動域が改善すれば、問題は内転筋群ではなく、ハムストリングにあるということになる。

> **留意点**
> 内転筋群の緊張とは薄筋を除く、大腿骨に付着するすべての内転筋のことを指す。この筋肉は膝の下内側の鵞足と呼ばれる部位に停止を持ち、股関節だけでなく膝の動きもかかわっている。

内転筋群へのマッスルエナジーテクニックを用いた治療　MET Treatment of the Adductors

マッスルエナジーテクニックを用いて内転筋群を伸ばすのに最も効果的な方法が、図8.28で見られる手法である。患者は背臥位で両方の踵をくっつけた形で膝を曲げた姿勢になり、施術者はバインドを感じる位置まで、受動的に股関節を外転させる。

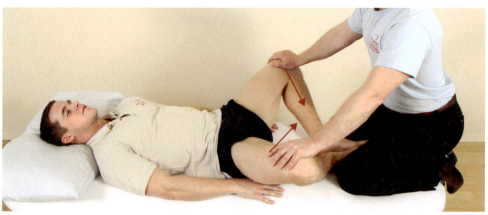

図8.28　患者は施術者の圧に抵抗する形で股関節を内転させる

このバインドの位置から、患者は施術者によって加えられる圧に抵抗する形で内転筋群を収縮させる。10秒間の収縮後、リラクゼーション時において、施術者は股関節をさらに外転させる（図8.29）。

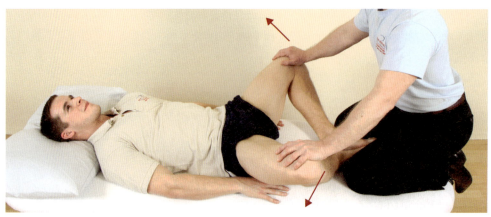

図8.29　受動的に内転筋群を伸ばす

> **留意点**
> 内転筋群の緊張は、外転筋群、とりわけ中殿筋の働きを抑制し筋力低下を起こす。これにより、第6章で説明したようなトレンデレンブルグ歩行（P.81）につながる。

第9章
膝や足首の痛みを引き起こす大殿筋や中殿筋の問題

Gmax and Gmed Causing Knee and Ankle Pain

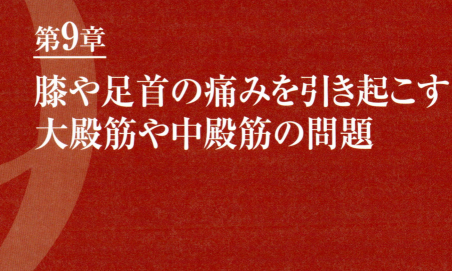

さて、再び歩行周期に関しての章を思い出してほしい。患者の膝や足首の痛みが殿筋の筋力低下や神経発火によるものか判断するためには、歩行周期に焦点を当てなければならない。

膝の解剖学 Knee Anatomy

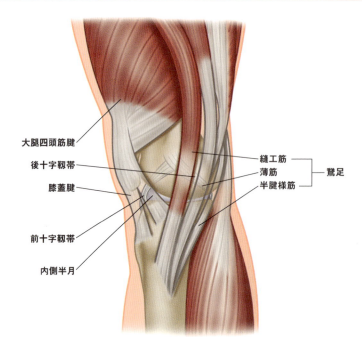

図9.1　膝関節と関連する軟部組織

膝の故障 Common Knee Injuries

さまざまな状態や故障が膝関節に影響を与える。よくある症状として膝蓋大腿疼痛症候群があるが、これは膝の前側に痛みを呈する。膝の安定性にかかわる半月板など、膝の内部の機構の損傷を訴える患者もいる。サッカー選手やスキーヤーには内側側副靱帯の故障が多い。もう一つ、特にランナーに多いものとして膝外側側面の痛み、いわゆる「ランナーズニー」、痛みを発する箇所を指す医学的な名前でいうと「腸脛靱帯摩擦症候群」という疾患もある。

当然ながら、上記のすべての疾患や症状が殿筋群の問題によって起こるわけではない。しかし、本書は殿筋を最大限機能的にすることについての本である。だから、あえて尋ねたい、「これらの膝の故障は直接的、または間接的にでも殿筋とかかわっていますか？」と。

もしあなたの答えがYesであった場合、「殿筋がどのように患者の症状と関係してい

ますか？」とさらに問う。これら2つの質問について、読み進める前に考えてほしい。

私が理学療法のコースを教えるとき、特に膝に関連する故障について触れる際、生徒や同僚にいうことがある。それは、「患者が痛みを訴えているとき、その痛みが『原因』なのか、または純粋な『症状』なのかどうかを見極めなければならない」ということである。

身体のすべての関節のなかで、特に膝の関節は運動連鎖のつながりが弱いが、それでも通常、膝が根本的な痛みの原因ではない。

私は生徒に、「痛みの部位に興味関心があるのは患者だけである」と伝える。理由は分かりきっているだろう。もちろん、治療家として患者の痛みに興味がないといっているわけではない。それは重要な情報である。しかし、問診時での必要性と分けて考えると、痛みは実際の問題に対して二次的なものであり、あくまで症状というだけである。治療家が根本的な問題解決をしようとせず、痛みの箇所に執着するのは簡単なことである。痛みのある箇所のみを治療したくなるのも分かるし、患者もそれを期待している。しかしながら、毎回痛みのある部位のみを治療しても、ほとんど場合、少しもよくなることはないだろう。

あなたは探偵のように機能不全の箇所、痛みを引き起こす原因となる弱い部位を見つけ出す必要がある。軟部組織へのアプローチ、ロルフィングテクニックの開発者であり、理学療法士 Tom Myers の師である Dr. Ida Rolf の「痛みのある場所に、原因はない」という言葉を、私は完全に理解し、授業ではこのメッセージをはっきりと理解してもらえるように教えている。

これから行う、「殿筋群の筋力低下が、どのように膝の故障と関連しているか」ということについて議論を、できるだけ分かりやすく簡潔にまとめたいと考えている。すべての治療家が、彼らの患者の問題に対してよりよい結果を生み出せる手助けができるよう、理解しやすく説明できればと思う。

腸脛靭帯摩擦症候群を引き起こす中殿筋と大殿筋
Gmed and Gmax Causing Iliotibial Band Friction Syndrome

大腿筋膜張筋は腸骨前部に付着し、股関節の上を通る太い結合組織（筋膜）である腸脛靭帯とつながっている。腸脛靭帯は、脛骨外側顆状突起のジェルディ結節まで伸びる。また、一部は膝蓋支帯や大腿二頭筋にも付着する。あとで説明するが、腸脛靭帯は膝蓋大腿関節でのトラッキング機構に直接的に影響を与える。

腸脛靱帯摩擦症候群とは　What Is Iliotibial Band Friction Syndrome?

　腸脛靱帯摩擦症候群とは、特にランナーやサイクリストなどのアスリートに多い膝の故障である。最も多い症状は、大腿骨外側上顆と腸脛靱帯末端部との摩擦によって起こる炎症と、それによる膝外側での痛みである（図9.2）。アスリートが繰り返し膝を曲げ伸ばしすることにより、腸脛靱帯末端部が摩擦され炎症を起こし、膝の外側部分に痛みが起こる。腸脛靱帯摩擦症候群によってアスリートは競技に支障を来たし、多くが休止に追い込まれる。腸脛靱帯症候群という診断自体は簡単につけられるが、治療は困難である。

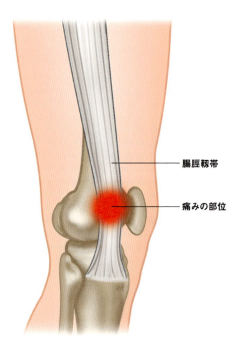

図9.2　腸脛靱帯摩擦症候群

　腸脛靱帯摩擦症候群は通常、大腿骨外側上顆で痛みを呈する。腸脛靱帯摩擦症候群のほとんどはサイクリストよりはランナーに起こることから、この症状はいわゆるランナーズニーと多くの場合関連している。一般的に患者は一定距離を走ったとき（通常2～4キロ）に、膝外側での痛みを訴える。

　ランニング周期において、60～70％が立脚期であることが知られており、その間、常に片足のどちらかのみ体重のかかった状態にある（残りの30～40％は遊脚期である）。

　横スリングについて、立脚期は同側の外転筋群、内転筋群、反対側の腰方形筋が一体となった働きをしていることを述べた（P.49）。このとき、内転筋群が緊張していると、相反抑制により拮抗筋（すなわち外転筋群、特に中殿筋）は伸ばされ、機能低下を起こ

すことをイメージしてほしい。そうなると、弱った外転筋群の代わりに、立脚期において役割を補完するものが必要となる。ここで大腿筋膜張筋がかかわってくる。補完したくなかったとしても、大腿筋膜張筋に選択肢はない。何度も繰り返すように、身体は問題に対して補完するよう上手にできている。大腿筋膜張筋が役割を補完することで、腸脛靱帯の緊張は高まり、その結果、膝外側すなわち大腿骨外側上顆での摩擦が起こりやすくなる。

　別の角度から見てみよう。知っての通り、腸脛靱帯につながる筋肉の役割は脚を外転させることである。大腿筋に付着する中殿筋もまた外転筋であり、もしこの筋肉が弱っていると、腸脛靱帯が外転の補助を行ってオーバーワークにつながる。しかも、腸脛靱帯は股関節、脚の外転に適した形で大腿骨に付着しておらず、構造的な優位性はない。そのため中殿筋が機能していないとき、大腿筋膜張筋が長時間、過度に収縮しないといけなくなり、腸脛靱帯へのダメージにつながる。

　大殿筋と大腿筋膜張筋は腸脛靱帯につながり、ともに歩行周期の立脚期における安定性にかかわっている。大殿筋が抑制されると大腿筋膜張筋が優位となり、腸脛靱帯を大腿骨外側上顆上で前側に引っぱり、摩擦症候群につながる。

　外転筋群、とりわけ殿筋群は、片足にかかる体重の2.5倍の力を支えなければならない。ランニング時にはさらに大きくなる。殿筋群の筋力低下は足首の不安定性に関連し[26]、相乗的に前頭面における下肢の不安定性も引き起こし、上記で説明した通り、摩擦症候群につながっていく。

　Fredericson, M.らによる研究は、中殿筋の機能低下が腸脛靱帯摩擦症候群を引き起こす要因であるという理論を支持し、中殿筋の強化トレーニングが効果的な治療法となり得るという確証を得た[27]。研究では、膝に問題のある男女のグループの股関節の外転筋の筋力を計測したところ、膝の故障の側はもう一方の側と比すると平均で2%弱いことが分かった。6週間のトレーニングプログラム終了後には股関節外転筋のトルクは平均で女性34.9%、男性51.4%の改善を見せ、24人中22人がランニング時に痛みを感じない状態に回復し復帰した。最も重要だったのは、その後6カ月のフォローアップにおいて、一人も再発しなかったことだ。

膝蓋大腿疼痛症候群を引き起こす中殿筋
Gmed Causing Patellofemoral Pain Syndrome

膝蓋大腿疼痛症候群とは What Is Patellofemoral Pain Syndrome?

　膝蓋大腿疼痛症候群は多くの名前を持つ。いくつか挙げると、膝蓋軟骨軟化症、膝前部痛、マルトラッキング、膝蓋後部痛などがある。シンプルに説明すると、膝蓋大腿関節が痛みを発している状態を指す。問題は大腿骨滑車溝の関節軟骨内、または膝蓋関節軟骨内（もしくはその両方）にある（図9.3）。

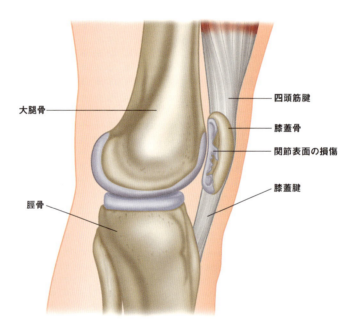

図9.3　膝蓋大腿疼痛症候群

　このタイプの痛みがどのように起こるのかを理解するために、膝蓋骨を含む膝関節の構造を理解する必要がある。膝蓋骨は三角形の骨で、大腿骨遠位端の滑車溝上でスライドする。四頭筋腱が膝蓋骨上部に付着し、下部では膝蓋腱（膝蓋靱帯）を通して脛骨粗面とつながる。両サイドでは、膝蓋骨を取り囲む線維質の組織である筋支帯と付着している。内側ではまた内側広筋や内側広筋斜走線維の停止部からの線維も付着している。
　膝蓋骨は膝の屈伸に伴い、大腿骨滑車溝上でスライドする。滑車溝上での膝蓋骨の間違った動きは溝側面での摩擦を起こし、結果的に炎症や痛みを引き起こす。この種の膝の痛みのほとんどの原因は、膝蓋骨が外側に偏ってスライドしていることにある。過度な外側への偏りは膝の内側の線維組織への負担となり、炎症や痛みにつながる。つまり、膝蓋骨の滑車溝上での動きを変化させるものが、膝蓋大腿疼痛症候群（PFPS）の原因

となる。

　膝外側部での痛みに関しての話で、腸脛靭帯が膝外側筋支帯に付着しているということについて言及した。ということは、腸脛靭帯の緊張の増加は外側筋支帯に影響を与え、膝蓋骨の動きを外側に偏らせるマルトラッキングを引き起こすということになる。

　膝関節において特殊な筋肉が一つある。それは内側広筋であるが、なぜ特殊かというと、この筋肉は関節に痛みや炎症が起きたときに、とても簡単に抑制されるからである。Norris, C.M. のスポーツ障害に関する著書[28]によると、大腿直筋の抑制が起こる関節液の増加量（60ミリリットル〜）に対し、ほんのわずかな量（10ミリリットル〜）の液体で内側広筋は抑制される。痛みや炎症が起こっている状態において、内側広筋は機能を発揮しないことから、この筋肉に対するリハビリは想像以上に難しい。これらの2つの要因を取り除かない限り、膝の痛みが収まることはないだろう。

内側側副靭帯と半月板の痛みを引き起こす中殿筋
Gmed Causing MCL Pain and Meniscal Pain

　膝の内側や外側の痛みに関して、中殿筋に言及するとき、他にも注意すべき点がある。ミディアルニードリフト（膝関節の外反位状態）と、頻度の少ないラテラルニードリフト（膝関節の内反位状態）である。

　患者やアスリートが膝の痛みを訴えて理学療法士に相談したとき、原因の一つとして大殿筋や中殿筋の筋力低下を指摘されたことがあるかもしれない。どのように殿筋群が膝の痛みにかかわっているのかを理解するのは、論理的ではないだろうか。中殿筋の後部筋線維は大殿筋が歩行周期において股関節、膝、足のアライメントを整える補助を担っている。何らかの理由で中殿筋の後部筋線維が機能しないと、歩行中やランニング中に膝が内側にぶれる。

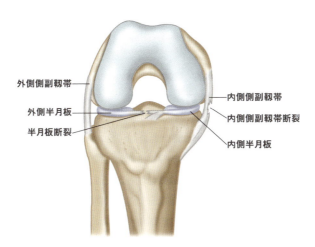

図9.4　半月板と側副靭帯を含む膝関節

中殿筋の拮抗筋が何か、思い浮かぶだろうか。答えは内転筋群であり、内転筋群を緊張、短縮させる何らかの要因があるとすると、それが中殿筋後部筋線維の機能低下の原因であるといえる。内転筋群が短縮し過緊張状態である場合、歩行周期のなかの踵接地の瞬間、安定のために必要となる主な横スリングの筋肉は中殿筋であり、これはまた骨盤のアラインメントを整える役割も担う。

　中殿筋に代わって内転筋群が安定のための主要筋となる代償パターンにより、閉鎖神経から内転筋群への神経刺激が増加すると自然と股関節は内旋し、内転し、屈曲する。その結果、過緊張した内転筋群と筋力低下した中殿筋により、膝は内側に変位する（外反位）。この代償パターンによるバイオメカニクスの変化により、内側側副靱帯や内側半月板の付着部位への負荷の増加につながる。さらに膝の外反位の増加により、外側半月板に対する圧縮性の負荷も増加する。

　内反位という性質上、スポーツクリニックにおいて、ラテラルニードリフトはめったに見られない。この状態に関する研究は限られ、多くの治療家はこの問題に気づくこと自体あまりない。中殿筋や大殿筋の筋力が低下しているとき、シングルレッグスクワット時にラテラルニードリフトを確認できることがある。また、体幹とともに、骨盤が前傾しているアスリートのランニング時にも起こり得る。踵接地時に中殿筋の負荷を減らすため、膝は外側に変位し、足首は内反する。こうした膝の過度な外側への変位は、内側半月板に圧縮性の負荷を増やす。また、腸脛靱帯や膝窩筋への負荷も増える。

　筋肉の緊張と弱った筋肉により関節は変位し、機能不全に陥るのである。

中殿筋と大殿筋と足首の捻挫との関係性
Relationship of the Gmed and Gmax to Ankle Sprains

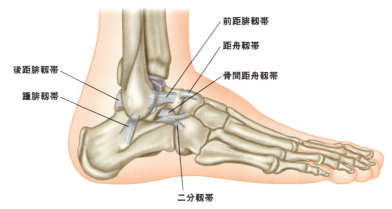

図9.5　足首の外側靱帯

　足首は、スポーツでも日常生活でも最も痛めやすい関節である。足首の捻挫はスポーツで最も多い故障であり、足首捻挫の70～85%は内反捻挫である。急性の内反捻挫を起こした人の10～30%は機能不全とともに慢性的な構造的不安定に陥り、約80%の足首の捻挫は再発することが報告されている。英国国民保険サービス（UK National Health Service：NHS）によると、イギリスでは、足首の怪我で救急外来を訪れる数が毎年100万～150万にも上る。これは、アメリカで毎日2万7,000人以上の人が足首を捻挫している計算になる。

　繰り返される足首の捻挫はいずれ慢性的な足首の不安定性につながり、運動連鎖の機能不全を引き起こす。これらの異常は身体全体のホメオスタシス（恒常性）にドミノ効果を引き起こし、固有覚からの神経刺激は減り、安定性に対する代償メカニズムも変化する。

　足首は、距骨、脛骨、腓骨から成るとても複雑な関節である。足首の外側靱帯は最も故障を起こしやすい部位にもかかわらず、踵接地の瞬間には体重の5倍もの負荷が足首にかかるとされている。前距腓靱帯が一般的には最も傷めやすく、続いて踵腓靱帯がそれに続く。

　Friel, K.らによる内反捻挫後の同側の外転筋群の筋力低下に関する研究の結果、股関節の外転筋群と足首の底屈が著しく低下していることが分かった[29]。彼らは片側の足首の捻挫により股関節の外転筋（中殿筋）の筋力低下が起きており、内反捻挫に対するリハビリプロトコルに股関節の外転筋群の強化トレーニングが推奨されると結論づけた。

　過去の足首の捻挫と、股関節伸展時における体幹後部や脚の筋肉の神経発火パターンの関係性を調査する研究[30]が、Bullock-Saxton, J.E.らによって行われた。彼らは、過去足首を捻挫したことのある人のグループは、そうでないグループと比較して、大殿筋

の活動のタイミングが著しく遅れていることを発見した。

　Leavey, V.J. が動的姿勢コントロールに対する、バランストレーニング、強化トレーニング、またはその両方を組み合わせたトレーニング効果を比較する研究を行った[31]。彼らは、動的姿勢コントロールを保つためのトレーニングプログラムとして股関節に焦点を当てたものと、足首に焦点を当てたものの2タイプを提案した。足首に対してはバランスを保つための腓骨筋、一方、股関節に対してはバランスや姿勢を正すのに重要な中殿筋のトレーニングを行う。通常、足首捻挫後の動的姿勢コントロールの改善に、中殿筋のトレーニングが取り入れられることはない。ほとんどの場合、バランス能力の向上のための足首の強化トレーニングや、固有覚トレーニングが行われる。しかし、中殿筋の機能低下は動的姿勢コントロールの悪化につながり、下肢全体のバイオメカニクスの変化を起こし、足首の故障が起こりやすい状態となってしまうので、中殿筋のトレーニングを導入していることは意義深い。

　なお、Schmitz, R.J. らによる筋電図を用いた研究によると、足首が機能的に不安定な人だけではなく、健康的な人においても足首の急な内反動作が起きたとき、中殿筋が活発になることが分かっている[32]。

第10章
腰痛を引き起こす大殿筋や中殿筋の問題

Gmax and Gmed Causing Lumber Spine Pain

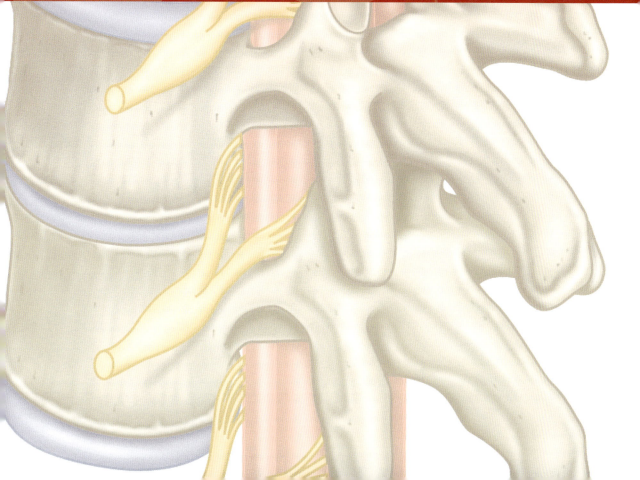

腰椎の解剖学 Lumbar Spine Anatomy

　それぞれの腰椎間には椎間板があり、脊柱全体では23の椎間板がある。さらに椎間板は3つの要素から構成される。外側を囲む丈夫な線維輪、内側中央に位置するジェル状の髄核、そして椎骨に付着する軟骨終板である（図10.1）。加齢に伴い椎間板中央の保水量が減少し弾力が低下することで、衝撃を吸収するクッションとしての役割が弱まってしまう。

　神経根が椎骨と椎間板の間の椎孔と呼ばれる小さな穴を通って、脊柱管から出る。損傷した椎間板が脊柱管や神経根のほうに飛び出し、圧迫を加えることで痛み、その他の症状が出ている状態を通常、「椎間板ヘルニア」と呼ぶ。

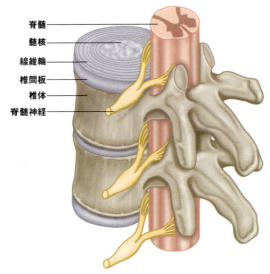

図10.1　腰椎と椎間板の解剖学

椎間板ヘルニア *Disc Herniation*

椎間板ヘルニアは、椎間板が「膨張した（bulging）」、「脱出した（prolapsed）」、「滑った（slipped）」状態にあると表現される。これは、髄核のジェル状の内容物が椎間板の中心部から押し出されていること表している。誤解がないようにいうが、椎間板自体が滑っているわけではなく、椎間板中心部にある髄核組織が線維輪の損傷部位から飛び出しているのである（図10.2）。

ヘルニアの深刻度によっては、飛び出た組織が一つ、または複数の脊髄神経を圧迫し、局所痛、関連痛、麻痺、腰部や下肢の筋力低下を引き起こす。ヘルニアの85〜95%は第4・第5腰椎間、第5腰椎・第1仙椎間で起こり、神経圧迫により第4腰椎、第5腰椎、または第1仙椎神経根に沿った部位での痛みを呈する。

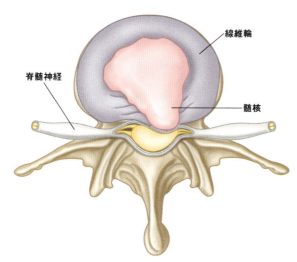

図10.2 椎間板ヘルニア

変形性椎間板疾患 Degenerative Disc Disease

　変形性椎間板疾患は加齢による変化から起こり、椎間板の問題によって起こる腰周辺に放射性の痛みを発する慢性的な状態を指す。一般的に、腰部、とりわけ椎間板などの関連する組織に起こる故障の結果、発症する。継続的な故障は炎症を引き起こし、椎間板の外側の組織である線維輪を損傷させ、内側の髄核に著しい影響を及ぼす。この変化により椎間板は上下の椎体の動きのコントロールを失い、可動域が必要以上に増加してしまう。この過度な動きが、炎症反応と相まった刺激により局所痛を起こし、慢性的な腰痛となる。

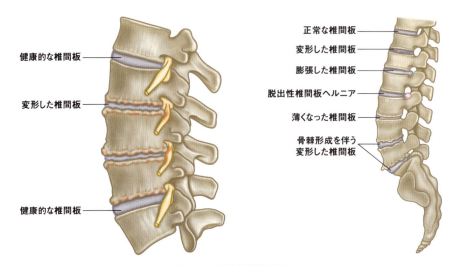

図10.3　変形性椎間板疾患

　変形性椎間板疾患は、線維輪（線維軟骨によって構成される）における軟骨細胞（主にコラーゲンによって構成される軟骨基質をつくる細胞）の塊の数を増やすことが分かっている。また、長い期間をかけて、内部のジェル状の髄核が線維軟骨に変異していく。そして、外側の線維輪に損傷が起こり、そこから髄核が突出し、椎間板は縮み、ついには骨棘を形成する（図10.3）。

　背中の筋肉とは異なり、腰椎椎間板は血液供給を持たないので回復することができない。変形性椎間板疾患による痛みは慢性化し、椎間板ヘルニア、椎間関節痛、神経根圧迫、腰椎分離症、脊柱管狭窄症など、さらなる問題につながる。

椎間関節症候群・疾患 *Facet Joint Syndrome/Disease*

　椎間関節は椎骨後方に位置し、脊柱の前屈、伸展、側屈、回旋などの動作を補助する役割を持つ。それぞれの位置や関節面の角度により特定の動きを可能にしながら、その他の動きを制限する。例えば、腰椎の場合、回旋は制限されているが、前屈や伸展の自由は利く。胸椎では回旋や前屈は可能だが、椎間関節（また肋骨）により伸展は制限される。

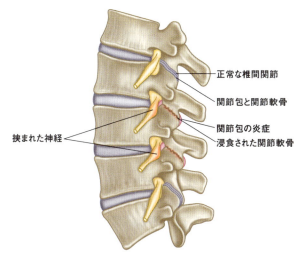

図10.4　椎間関節症候群

　それぞれの椎骨は２つの椎間関節を持ち、上関節窩は上向きで、蝶番と似た働きをする。下関節窩はその下方に位置する。例えば第４腰椎の下関節窩は、第５腰椎の上関節窩と関節を形成する。

　身体の他の滑膜関節と同様に、それぞれの関節は結合組織から成る関節包に囲まれ、関節液をつくり、関節を滑らかにする。関節面は軟骨に覆われ、それぞれの関節がスムーズに動くようになっている。椎間関節には多くの痛覚受容体があり、腰痛を生み出している。

　椎間関節はお互いを摺り合わせる動きを持ち、脊柱の動きとともに常に動き、他の体重を支える関節と同様摩耗していく。椎間関節に摩擦が起きると（軟骨の損傷）、関節で骨棘の形成が始まり、関節の異常発達につながり椎間関節症候群・疾患を起こす（図10.4）。このタイプの症候群、疾患の過程は慢性的な腰痛を持つ患者の多くに起こっている。

腰痛と殿筋群の関係性 Back Pain and Its Relationship to the Glutes

では、殿筋群の筋力低下は、どのように腰椎部での痛みを引き起こしているのだろうか。

第3章での歩行周期における中殿筋の役割についての話のなかで、中殿筋の筋力低下はトレンデレンブルグ歩行、または代償性のトレンデレンブルグ歩行につながるといった話を思い出してほしい（P.81）。これが起きると、次に何が待ち構えているのだろう。左脚を踏み込んだとき、横スリングが活発になる。左側の中殿筋は、左脚から上の安定性をコントロールするため右側骨盤の高さに影響する。もし左中殿筋が弱いと、体重がかかったとき、骨盤は右側に傾く。すると腰椎は左側に傾き、椎間板や神経根だけでなく、左側の椎間関節に負荷がかかり痛みにつながる。また、この左方向への傾きにより右側の腸腰靱帯や椎間関節の関節包が引き延ばされ、これもまた痛みの原因となる。

もし左中殿筋が弱いと、反対側（右側）の腰方形筋がより強く働き、補完しようとするだろう。このパターンが長期間維持されると、腰方形筋は短縮してトリガーポイントを形成し、痛みにつながる。

以下のシナリオについて考えてもらいたい。

クリニックを訪れたある患者が、一定時間の歩行またはランニングをすると右腰方形筋に痛みを感じると訴えている。右腰方形筋を触診すると、確かに拘縮が認められたことから、トリガーポイントのリリースを行った。マッスルエナジーテクニックのような収縮・弛緩タイプのテクニックが用いられ、腰方形筋の正常化を図った。患者も施術者も結果に喜んだが、車まで歩いて戻っていると腰方形筋の痛みが再発した。

なぜこうなってしまったのか。

それは、左中殿筋の筋力低下により右腰方形筋が必要以上にがんばり過ぎてしまったからだ。しかし、施術者はこの根本的な原因を診ることはなく、症状だけを診てしまっていたことになる。

さて、歩行周期について続けよう。今度は立脚中期に入っている。このとき、骨盤が前傾し、仙結節靱帯やハムストリングの腱の緊張が緩み、大殿筋が伸展の役割を担うのが望ましい。しかし、大殿筋の筋力低下や神経発火のタイミングに問題があると、代わりにその役割を補完するものが必要となる。大殿筋の一部は仙結節靱帯に付着しているため、補完するものもまた、この靱帯とつながり、力拘束の一端を担う。

大殿筋の筋力低下、または神経発火の問題はいくつかの代償パターンを生み出す。まず、拮抗筋である腸腰筋、大腿直筋や内転筋群の緊張から起こる相反抑制による大殿筋の筋力低下を起こしているケースについて見ていこう。この前面の筋肉である軟部組織の緊張は歩行周期において股関節の伸展を制限する。それを代償するために同側の寛骨は前傾し、反対側の寛骨はさらに後傾する。ハムストリング、とりわけ大腿二頭筋は、大殿筋の筋力低下で起こる寛骨の前傾の増加メカニズムの一端を担っている。Sahrman, S. によると、大殿筋の機能低下によるハムストリング優位の状態では、腹臥位における股関節での下肢伸展時に、転子での前方向への剪断を触診によって感じるこ

とができる[33]。

　少し複雑な話になるが、両側の寛骨に挟まれた仙骨は寛骨の回旋の増加により、通常の状態より回旋と側屈が増えることになる。そして、仙骨はねじれ（一方向への回旋とそれに対しての反対方向への側屈〔例：左回旋と右への屈曲〕）を増やすことで代償する。図10.5aのような仙骨の左斜軸上の左回旋（L-on-L）、または図10.5bのような右斜軸上の右回旋（R-on-R）のどちらかが見られる。2つの図で見られるように、腰椎は反対方向に回旋することで代償する。

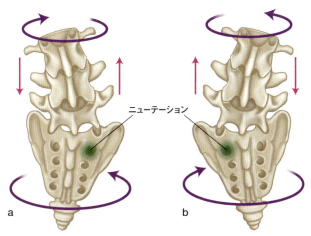

図10.5　仙骨のねじれの動き　a. 左回旋(L-on-L)　b. 右回旋(R-on-R)

　歩行の間、仙骨と腰椎では自然な回旋の動きが起こる。しかしながら、寛骨の回旋が増加しているとき、仙骨と腰椎は動きの代償を強いられる。腰椎と仙骨（第5腰椎と第1仙椎）の間には椎間板があり、この椎間板にねじりの動きが加えられる。これはまるでスポンジから水を絞り出すようなもので、この種の負荷は椎間板にとって好ましいものではない。

胸腰筋膜と大殿筋の関係性 Thoracolumbar Fascia and Its Relationship to the Gmax

　胸腰筋膜は厚く、強い靱帯で構成された結合組織で、体幹、股関節、そして肩の筋肉を覆い、つなげている。図10.6で見られるように、正常な大殿筋は胸腰筋膜を引っぱり、一定の緊張を保つ役割を持つ。図から分かるように、大殿筋は胸腰筋膜を通して反対側の広背筋とつながっている。これらの筋肉は歩行時において反対側の筋肉と作用し合い（後部斜角スリング）、胸腰筋膜の緊張を高める。この機能は体幹の回旋や下部腰椎、仙腸関節の安定に重要な役割を果たす。

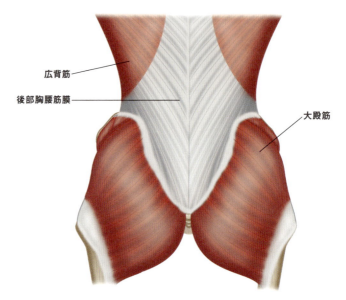

図10.6　胸腰筋膜と大殿筋のつながり

　また、腰椎の安定と関係する深部筋（腹横筋や多裂筋など）との同時収縮も起こっている。これらの筋肉は四肢の動きに併せて同時収縮する。私が知っている限り、大殿筋の働きが直接的に腹横筋や多裂筋の働きに作用するといった最近の研究はない。しかし、仙腸関節の力拘束と関係する仙結節靱帯との直接的または間接的なつながりから、腹横筋はもちろん、おそらくは多裂筋もまた大殿筋の収縮に反応する。
　この章を読んで、大殿筋の筋力低下、または関連する筋肉群の正常な神経発火の順番が狂うことによって、胸腰筋膜の緊張を保つ機能の低下が起こり、それを補完するために、反対側の広背筋や同側の多裂筋が過度に活発になるというメカニズムを理解してもらえたのではないだろうか。

第11章
殿筋群の抑制効果による筋力低下の鑑別

Differential Diagnosis of Weakness Inhibition of the Glutes

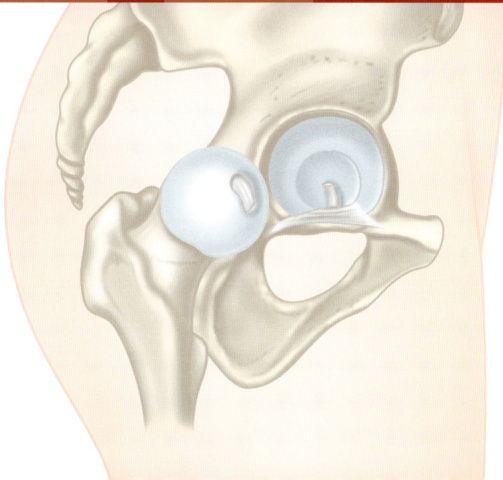

デルマトームとミオトーム *Dermatome and Myotome*

　患者が身体の痛みを訴えてクリニックを訪れたとき、その痛みが単なる症状なのか、または実際の原因なのかを見極める必要がある。筋骨格系の問題か、その他の疾患によるものかを鑑別しなければならない。

　問診と検査を一通り行ったあと、大殿筋（または中殿筋）の筋力低下または、神経発火パターンの問題が見つかることもある。治療家は痛みを引き起こしている要因として、筋力低下があるという結論に至るかもしれない。

　今まで、腸腰筋、大腿直筋、内転筋群の相対的な短縮がどのように、大殿筋の抑制や神経発火パターンと関連しているかについて見てきた。これら3つの筋肉群は大殿筋や中殿筋の拮抗筋であり、これらの筋肉の解剖学的位置関係から、これらが短縮することで神経の機能により殿筋群の抑制を引き起こす。

　患者の痛みの原因が筋力低下や神経発火パターンの問題であると見極めたら、すぐさま腸腰筋、大腿直筋、内転筋群のストレッチをプログラムに組み込み、少なくとも2週間程度様子を見て、症状の改善があるかを確認する。

　しかし、拮抗筋の短縮による神経的な抑制による筋力低下を疑い、患者がプログラムに従ったとしても、症状の改善が見られないことも多々ある。それは、ひょっとすると、筋力低下は、私たちが今までに話してきたものとは全く異なるメカニズムの神経的抑制により起こっているからかもしれない。

　統計によると、5人中4人が人生で一度は腰痛を経験する。そのなかには、特定の検査やMRIを用いて椎間板起因の症状であるといわれる人もいるだろう。椎間板が痛みの知覚に関連しているということである。注意しなければならないのは、問題は髄核など椎間板の内容物に起こっているということである。何らかの理由で、髄核が線維輪から突出し、後縦靱帯などの敏感な組織や神経根に圧迫を加えているのである。

　本書では、内容をシンプルにまとめるため、神経系に関しての深い議論は行わない。しかしながら、この複雑でとても魅力のあるシステムをあなたが理解しやすいよう、2つのことに関して説明しよう。

　第5章で述べた通り、患者やアスリートに対して殿筋群の機能検査を行い、結果が陽性であったとき、この機能を担う神経系の働きについて考えなければならない。どの神経がかかわっているのだろうか。大殿筋は、第5腰神経と第1仙椎神経により構成される下殿神経により支配されている。第5腰椎と第1仙椎の間にある椎間板は、大殿筋の機能に影響を与える重要な部位である。背骨のなかの、この特定の箇所における椎間板の突出は第5腰椎神経根、または第1仙椎神経根への圧迫を起こす。このように突出した椎間板が末梢神経を圧迫すると、その神経が支配する部位（デルマトーム）（図11.1）に従い、関連痛を引き起こす。椎間板突出は感覚神経だけでなく、運動神経の機能も阻害し、その神経の支配する筋肉（大殿筋を含む）群（ミオトーム）の活発性に影響を与える。

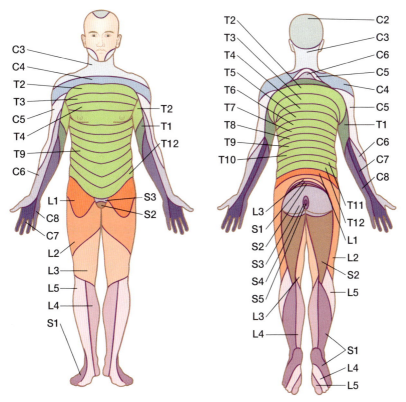

図11.1　デルマトーム

　S1ミオトームは、大殿筋（図11.2）や腓腹筋、腓骨筋（図11.3）を抵抗に対して収縮させ検査する。ただし、2つの筋肉（腓腹筋、腓骨筋）の検査を行わず大殿筋のみ検査し、椎間板ヘルニアによる第1仙椎神経根の圧迫ではなく、拮抗筋の緊張による抑制による大殿筋の筋力低下だと決めつけて結論を出さないよう注意しなければならない。

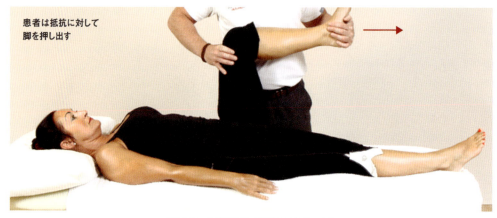

図11.2　大殿筋の筋力検査(S1ミオトーム)

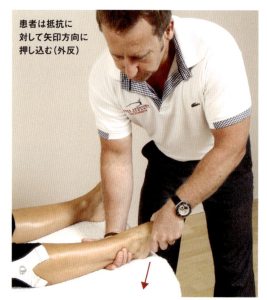

図11.3　腓骨筋群の筋力検査(S1ミオトーム)

　残念ながらことはそんなに単純ではない。椎間板ヘルニアにより神経根が圧迫されると、腰椎から下肢、足の先まで関連痛が生じる（坐骨神経痛）。第5腰椎—第1仙椎間の椎間板による神経根の圧迫が原因と疑うとき、激しい痛みによって起こる大殿筋の筋力低下の可能性を考え、注意して治療を行わなければならない。

> **留意点**
> 椎間板が突出し、第1仙椎運動神経根に触れているとき、下腿三頭筋（腓腹筋と腓骨筋）の筋力が低下して、患者は足首の底屈（踵を上げる動き）が困難となることがある。

大殿筋の筋力低下の原因を第1仙椎神経根の圧迫か、抑制によるものかを判別するもう一つの方法が、ハンマーを用いて反射を診るものである。足を軽く背屈させた状態でアキレス腱をハンマーで叩き、第1仙椎神経根からの反射が正常であるか確認する（図11.4）。

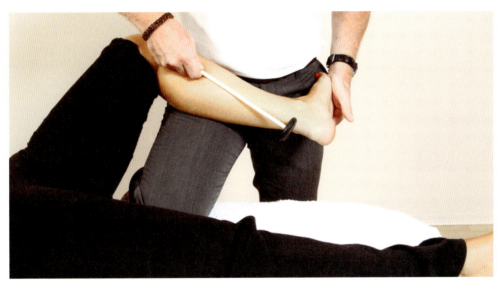

図11.4　ハンマーを用いたアキレス腱反射の検査

中殿筋に関しては、第4・第5腰椎レベルからの神経を含む上殿神経が支配している。よって、短縮した拮抗筋である内転筋群の緊張による抑制ではなく、この神経への圧迫による中殿筋の筋力低下と、それに続くトレンデレンブルグ歩行が起こっていると想定できる。

> **留意点**
> 第4・第5腰椎レベルでの椎間板ヘルニアが診られる場合、前脛骨筋や長指伸筋の活発性が影響されるので、足首の背屈が困難となることがある（図11.5）。

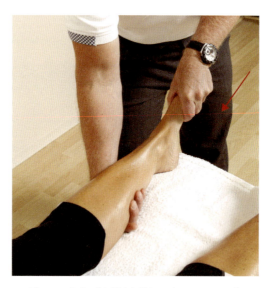

図11.5　患者は背屈筋を収縮させる（L4/L5ミオトーム）

　中殿筋の筋力低下が第4腰椎神経根への圧迫によるものか、神経的な抑制によるものかを判別するために、再びハンマーを用いて検査を行う。膝を屈曲した状態で膝蓋腱を叩き、第4腰椎神経根からの反射を診る（図11.6）。

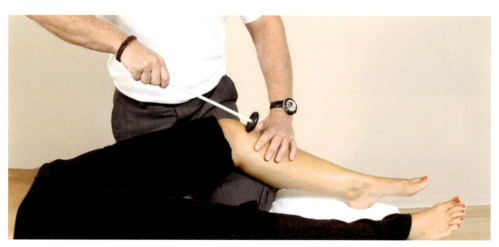

図11.6　ハンマーを用いた膝蓋腱反射の検査

股関節関節包炎と腸骨大腿靱帯

　抑制による大殿筋の筋力低下の原因のもう一つの可能性として、関節包の拘縮が挙げられる。これにより腸腰筋は反射的にスパズムを起こし、大殿筋の機能は低下する。現代人は体幹が屈曲した状態に対して「中毒状態」になっている。多くの人が1日のほとんどの時間を「座る」、「運転する」、「眠る」のいずれかをして過ごしている。このような状態のときの股関節、体幹の状態はどうなっているだろうか。そして腸腰筋や、股関節関節包、腸骨大腿靱帯はどうなっているだろうか（図11.7、図11.8）。これら身体の前面にある機構は、屈曲した姿勢に適応するため、窮屈な状態となっている。

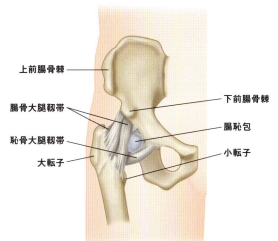
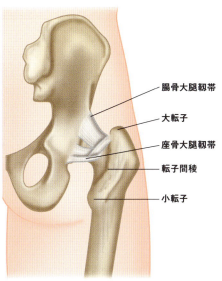

図11.7　股関節関節包と関連機構①

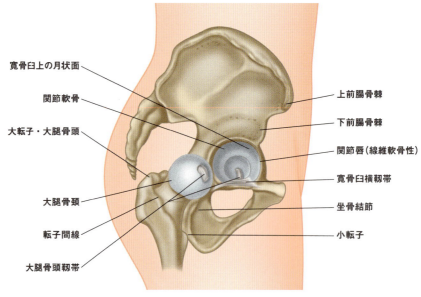

図11.8　股関節関節包と関連機構②

　腸腰筋が緊張しているときに多く見られるものとして、同側の寛骨の前傾がある。前傾している寛骨と同側の関節包、腸腰筋が緊張しているとき、何が起こるのか想像してほしい。歩行するとき、股関節は自然と伸展しなければならない、しかし、緊張した機構が、股関節の自然な伸展を制限する。それを補うために、寛骨はさらに前傾する。それは大殿筋の活動スイッチをオフにし、ハムストリングの活動スイッチをオンにする効果を持つか、このことは微細な裂傷やダメージを引き起こす。同時に、反対側の寛骨はさらに後傾する。

　これらの代償の結果、腰椎の前弯は増加し、第4・第5腰椎間、第5腰椎・第1仙椎間の椎間関節への負荷の増加、それに伴い関連する椎間板の突出による神経根への負荷も増加する。

第12章
大殿筋と中殿筋の安定性向上エクササイズ

Gmax and Gmed Stabilization Exercises

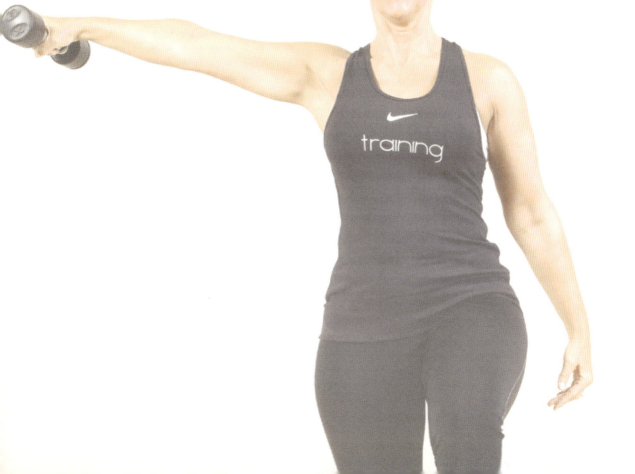

安定性向上のための大殿筋と中殿筋のエクササイズの話の前に、この分野に関しての文献のレビューをしておこう。

文献レビュー *Literature Review*

Boren, K. らは、リハビリエクササイズを行う26人の健康な被験者に対して、筋電図を用いた中殿筋と大殿筋の活動分析を行った[34]。電極を大殿筋と中殿筋に貼り、18種類のエクササイズ中の筋肉の活動を測定した。被験者の比較基準として、それぞれの筋肉群の等尺性随意収縮の最大値（Maximal voluntary isometric contraction：MVIC）を計測し、それぞれのエクササイズにおいて、その値に対して何パーセントの収縮が起こっているのかを測定した。エクササイズの順位序列は、それぞれのエクササイズのMVICスケールにおける最大値の平均から決定される。

彼らは、18のエクササイズのうち5つにおいて中殿筋の活動値がMVIC 70%以上であったと結論づけた。EMG値の高い順に序列をつけると、以下のようになる。

- 利き足を下にしたサイドプランクアブダクション（103% MVIC）
- 利き足を上にしたサイドプランクアブダクション（89% MVIC）
- シングルレッグスクワット（82% MVIC）
- オープンクラムシェル Level 4（77% MVIC）
- フロントプランク股関節伸展（75% MVIC）

大殿筋では、5つのエクササイズにおいてMVIC 70%以上を記録している。EMG値の高い順に序列をつけると、以下のようになる。

- フロントプランク股関節伸展（106% MVIC）
- グルテアルスクイーズ（81% MVIC）
- 利き足を上にしたサイドプランクアブダクション（73% MVIC）
- 利き足を下にしたサイドプランクアブダクション（71% MVIC）
- シングルレッグスクワット（71%MVIC）

グルテアルスクイーズ以外のこれら5つのエクササイズは、大殿筋と中殿筋、両方に対してMVIC70%以上の負荷をかけることができる。

1999年にBauer, A.M. らによって発表された研究によると、自重トレーニングによる筋力強化はそうでないトレーニングと比較して、中殿筋の活動をはるかに高めることが分かった[35]。これは、骨盤に対してかかる大腿骨の外側へのトルクをコントロールするための、筋肉の負荷の増加と関連しているのかもしれない。

2005年にEarl, J.E. は、ヒップハイクエクササイズ（立位股関節外転運動）を中殿筋のトレーニングに推奨している[20]。研究のなかでは、側臥位と立位におけるオープンキ

ネティックチェーンエクササイズに焦点が当てられている。側臥位においては青色の高強度セラバンドが用いられ、立位においては複数の股関節のトレーニングが可能なマシンが用いられた。また、通常下肢のリハビリや筋力強化プログラムに用いられる2種類のクローズドキネティックチェーンエクササイズ（シングルレッグスクワットとラテラルステップダウン）も取り入れられた。中殿筋への効果に関する、リハビリや筋力強化についての研究報告は見つからなかったものの、これらのエクササイズは臨床で多く用いられる。

2010年にO'Sullivan, K.らは中殿筋を3区分し、自重トレーニング時におけるそれぞれの部位の活動に関する研究結果を発表した[36]。彼らは静的ウォールスクワット、ペルビックドロップ、ウォールプレスといった3種類のエクササイズについて分析したところ、中殿筋を3区分したそれぞれの部位とそれぞれのエクササイズとの強い関係性が見られた。エクササイズごとに中殿筋のどの部位が活性化されたのかについて、違いがあったということである。さらに、ウォールプレスは3部位すべてを最も刺激していることが筋電図から見られた。これはウォールプレスが、中殿筋とりわけ後部線維を最も効果的に等尺性収縮させることを示している。

少数だが他にも、中殿筋の強度を測るいくつかの研究が足首の捻挫、腸脛靭帯痛、膝蓋大腿疼痛症候群（PFPS）の患者に対して行われたが、これらの研究では中殿筋の筋力低下が要因の一つであることは認められたものの、強化エクササイズの必要性は示唆されていなかった。

歩行時の動的姿勢コントロールにおける中殿筋の関連性から、筋力低下が見られる場合、この筋肉の強化が推奨される。2001年に発表されたOgiwara, S., and Sugiura, K.による研究では、中殿筋を最大限強化するために1セット10回の漸増抵抗運動法（progressive resistance exercise：PREs）が用いられた[37]。PREsは臨床現場やリハビリにおいて、最もよく用いられる手法となっている。

その他の研究者による研究結果を以下にまとめる。

- Distefano, L.ら「最も効果的な中殿筋エクササイズは側臥位股関節外転、シングルレッグスクワット、シングルレッグデッドリフトである」[38]
- Distefano, L.ら「最も効果的な大殿筋エクササイズはシングルレッグスクワット、シングルレッグデッドリフト、側臥位股関節外転である」[38]
- Ayotte, N.ら「大殿筋の最善のエクササイズは前方ステップアップである」[39]
- Ayotte, N.ら「中殿筋の最善のエクササイズは片側ウォールスクワットである」[39]
- Bolga, L., and Uhl, T. (2005)「最高の中殿筋エクササイズはペルビックドロップである」[40]

中殿筋と側臥位股関節外転　　Gmed and Side-Lying Abduction

　中殿筋の筋力低下、神経発火パターンの問題が判明したとき、第6章の図6.5、図6.6（P.84〜85）の検査方法のように、側臥位での股関節外転により筋力強化を行えばよいと思う人が多いかもしれない。しかし、内転筋群、大腿筋膜張筋、腰方形筋を検査すると、多くの場合、過緊張状態にある。こういったケースでは、股関節の外転を主に担うのは大腿筋膜張筋や腰方形筋となる（外転時神経発火パターン検査を思い返してほしい）。また、緊張した内転筋群は、中殿筋の機能を神経的に抑制しているということも思い出してほしい。つまり、強化トレーニングにより大腿筋膜張筋と腰方形筋の2つの筋肉がより強く、より緊張した状態となり、あなたが強化したい中殿筋は結果としてより弱体化することとなる。

　側臥位股関節外転は"legs bums, and tums"や"butts and guts"といったエクササイズプログラムに取り入れられている。中殿筋の強化が目的である（この筋肉の筋力低下が膝の痛みや腰痛とかかわっている）かもしれないが、残念ながらそれが達成されることはない。内転筋群、大腿筋膜張筋、腰方形筋の正常化が優先される。

中殿筋と足底装具の使用　　Gmed and the Use of Orthoses

　2005年、Hertel, J.らは、足底装具の使用が四頭筋や中殿筋の活動にどのような影響を与えるのかを調べるために、特定のエクササイズ中の筋肉の活動を、筋電図を用いて調査した[41]。3つの足のタイプ（扁平足、凹足、正常な足）に対して3種の足底装具（"neutral rear foot post" "four-degrees lateral rear foot post" "seven-degrees medial rear foot post"）、そして足底装具なしの状態での検査を行った。分析は、被験者が3つのエクササイズ（ラテラルステップダウン、シングルレッグスクワット、垂直跳び）を行っている間になされた。

　分析の結果、3種類すべての足底装具の使用は、足のタイプにかかわらず中殿筋と内側広筋を活性化させることが分かった。研究では足のタイプや足底装具のタイプに関係なく、既製の足底装具であっても中殿筋や内側広筋をより活発にする可能性があるという結論を出した。また、シングルレッグスクワットやラテラルステップダウンがゆっくり、正しい姿勢で行われている場合に特に有効であることが分かっている。

リハビリの方法 *Rehabilitation Methodology*

　大殿筋や中殿筋に対するリハビリプログラムはすべてとはいわずとも、いくつかのエクササイズを取り入れるべきである。エクササイズはオープンキネティックチェーンとクローズドキネティックチェーンの2つのタイプに分類される。基本的なものから始まり、少しずつ複雑で難易度の高いものに移行していく。エクササイズは、リハビリを行ううえでの階段のようなものである。ゴールに到達するためには、ステップを踏まなければならないということだ。まずは一つ段を昇り、それができて初めて、残りの段を昇ることができる。殿筋群のリハビリも同じことである。

定義
- オープンキネティックチェーンエクササイズとは、エクササイズ中、手や足が自由に動ける状態にあるものを指す（例：バイセプスカールやハムストリングカール）。
- クローズドキネティックチェーンエクササイズとは、エクササイズ中、手や足が固定され動かないものを指す（例：プッシュアップやスクワット）。

　大殿筋や中殿筋の機能が低下しているとき、どのように機能に影響を及ぼしているのか分からないことがある。正常であれば自然と、必要なタイミングや強度で収縮し機能を果たしている。骨盤を水平に保ち、衝撃を吸収し、股関節を伸展・外転させ、タイミングよく収縮することで、前方に歩を進めるときにおいても体幹、股関節、下肢のアラインメントを保つ。これらの筋肉は体幹の筋肉、背面スリング機構や側面スリング機構と機能的に調和した働きをする。

　これから説明するエクササイズは大殿筋と中殿筋、これら2つの筋肉を効率的にトレーニングを行い、患者にとって最適なアラインメント、骨盤の安定性がどのように実現するのかをよりよく理解させる手助けとなる。これらのエクササイズが正しく行われれば、あなたの患者が経験している身体の痛み、機能不全は軽減し始めるだろう。

　もっと多くのエクササイズを強化プログラムに取り入れるべきだと思う人もいるかもしれない。しかしながら、私は本書を殿筋エクササイズだけの本にしたいわけではない。エクササイズとともに、理学療法における他の手法も用い、殿筋群を最大限機能的にする方法を理解してほしいのである。

　いくつかのエクササイズでは、「利き足」という単語を用いている。「利き足」とは、ボールを蹴るときに蹴りやすい側の足を指している。それぞれのエクササイズは基本的には「利き足」から始め、もう一方の足で繰り返す。

回数とセット数　Reps and Sets

　実際に殿筋強化プログラムに乗り出す前に、「回数」と「セット数」に関して説明しよう。例えば、「ショルダープレスマシンで12回3セットのトレーニングを行う」ことは、本書では「12回連続でショルダープレスを行い、休憩を入れる。それをさらに2回繰り返す」という意味である。

　　定義：「回数」は動作の回数、「セット」は一定の回数の動作と休憩をまとめたものを指す。

　必要なエクササイズの回数は多くの要因（現在までのトレーニング歴、それぞれの目標など）により異なるため、全員が全員同じというわけではない。本書の目的は、殿筋の機能を向上させることによって、患者の日常生活での活動やスポーツ活動への復帰を可能にすることにある。まずは、それぞれのエクササイズを10～12回、1～2セットから始めてみよう。

　また、他のトレーニングプログラムと同様に、このプログラムも少しずつ変化していくものである。例えば、オープンキネティックチェーンエクササイズから選んだ4つのエクササイズをそれぞれ10回2セット行い、患者がそれらのエクササイズに慣れてきたら次の段階に進む。それは1週間くらいかかるかもしれないし、3～4週間かかるかもしれない。

　難易度を上げるには、単純に回数を増やしたり、休憩時間を減らしたり、エクササイズの種類を増やしたりしてみよう。例えば、1セット当たり10回ではなく12回、休憩時間を45秒ではなく30秒といった具合に難易度を上げるのである。

　指導した内容を忘れないように、プログラムの内容はきちんと書き留めておくことを強く勧める。多くの患者やアスリートは数週間のうちに6～7種類の殿筋エクササイズを覚え、簡単に1セット12回の3セットできるようになる。

　これから説明するエクササイズについて、それぞれのエクササイズを正しく行うための説明のみで、回数やセット数に関して表記はない。付録の「大殿筋と中殿筋の安定性向上エクササイズシート」（P.193～197）の空欄にそれぞれの患者に適した回数やセット数を記入できるようになっているので、利用してもらいたい。

留意点

　これから説明するエクササイズ、とりわけサイドプランクやフロントプランクは呼吸を止めている間、腹圧が高まる。もし過去に椎間板の問題があったり、高血圧であったりする場合はエクササイズを行う際、特に注意が必要である。エクササイズを始める前に医療プロフェッショナルからのアドバイスを求めることを推奨する。

オープンキネティックチェーンエクササイズ *Open Kinetic Exercises*

オープンキネティックチェーンエクササイズ（Open kinetic chain：OKC）は、運動中、手や足が固定されず自由に動ける状態にあるエクササイズやリハビリの手法である。スポーツ環境やクリニックの臨床現場で殿筋群、とりわけ中殿筋の強化のために多くの治療家やトレーナーが用いている。この種の動作は一つの筋肉群、または関節のみに焦点を当てるもので、そのことからオープンキネティックチェーンエクササイズは「非機能的エクササイズ」（non-functional exercise）とも呼ばれる。

一般的な中殿筋の強化は、側臥位での下肢の外転運動が用いられる。エラスティックバンドやウェイトを用いて負荷を増やすことも、多くのエクササイズのクラスで行われている。ピラティストレーナーはもう1種類、中殿筋を強化するためのオープンチェーンエクササイズである「オープンクラム」を用いることが多い。患者は股関節を45度、膝を90度に屈曲させた状態で両足を重ね、背骨はニュートラルの側臥位の姿勢を取る。

とりわけリハビリの臨床現場において、オープンクラムは中殿筋の強化という面では、あらゆるエクササイズのなかでいまだに最上位に位置づけられている。ただし、このエクササイズは確かにリハビリの初期段階において効果は高いが、歩行時に自重を支えるための機能的な安定性にはつながらない。

オープンクラムエクササイズ　Open Clam Exercise

Level 1

図12.1aにあるように、患者は利き足を下に股関節を45度程度、膝を90度程度屈曲させ、そろえた状態で側臥位を取る。両方の踵をそろえ、体幹を固めた状態で、図12.1bのように上方の膝を離しながら、両脚を開いていく。この動作は股関節を外転、そして外旋させる。患者は骨盤が動き始めた時点、通常45度程度の位置で動作を止める。患者はこの姿勢を2秒維持（カウントする）し元の姿勢に戻る。Level1が容易にこなせるようであればLevel2に進む。

第12章 大殿筋と中殿筋の安定性向上エクササイズ

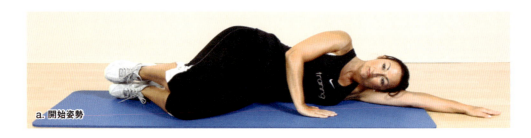

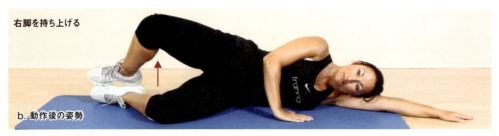

図12.1　オープンクラムエクササイズLevel1

Level 2

　Level 1の開始姿勢と同様（図12.1a）に、膝を合わせた姿勢を取る。今度はつま先が開いていくように、上側の脚をバインドの位置まで内旋させる（図12.2）。その後、開始姿勢に戻る。

> **留意点**
> 　患者が股関節の内転をしているときに感じる可動域の制限は、関節包炎や変形性関節症などの病的変異に起因することがある。

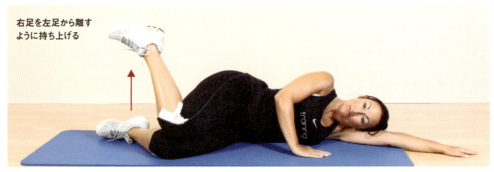

図12.2　オープンクラムエクササイズLevel 2（バインドの位置）

> Level 3

開始姿勢は level 2 と同様であるが、上側の大腿部を地面と水平な位置まで持ち上げる（図12.3a）。膝の高さは保ちつつ、つま先を天井のほうに持ち上げるように股関節をバインドの位置まで内旋させたあと（図12.3b）、開始姿勢に戻す。その後、股関節をバインドの位置まで外旋させ（図12.3c）、再び開始姿勢に戻す。

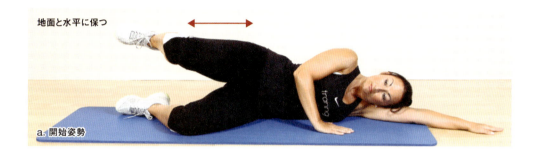

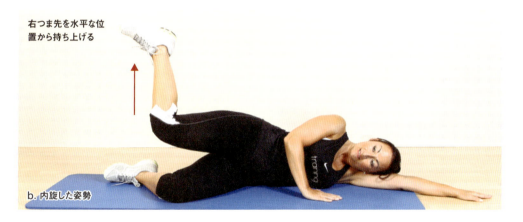

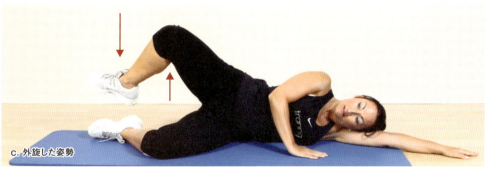

図12.3　オープンクラムエクササイズLevel 3

Level 4

開始姿勢は Level 3 と同様であるが、股関節と膝関節は伸展した状態を取る（図12.4a）。Level 3 と同様に膝の高さを保ったまま、つま先が天井を向くように股関節をバインドの位置まで外旋させ（図12.4b）、その後、開始姿勢に戻す。

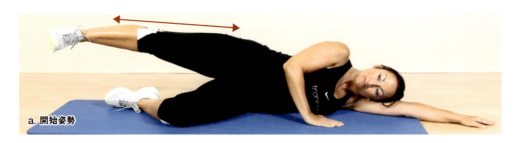

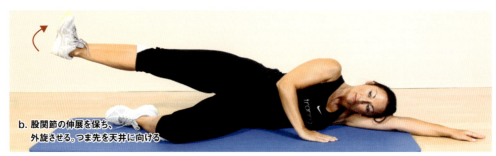

図12.4　オープンクラムエクササイズのLevel 4

サイドラインアブダクション　Side-Lying Hip Abduction

Level 1

患者は利き足を上に、側臥位になる。まず股関節と腰椎をニュートラルな状態にし、図12.5a にあるようにバランスを取るために下側の股関節と膝を屈曲させる。一旦その姿勢を取ると、図12.5b にあるように背骨はニュートラル、つま先は前方に向けた状態で利き足を 30 度程度外転させ、開始姿勢に戻す。

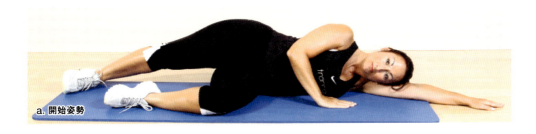

右脚を水平な状態まで持ち上げる

図12.5　サイドラインアブダクションLevel 1

Level 2

　Level 1と同様に側臥位になるが、1点だけ異なるのが右脚を股関節でわずかに伸展、つま先が天井方向に向くようにわずかに外旋させ、中殿筋後部を活発化させること（図12.6a）。開始姿勢が取れたら、患者は股関節の伸展や外旋を保ったまま30度程度外転させ（図12.6b）、元の姿勢に戻す。

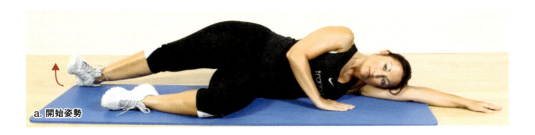

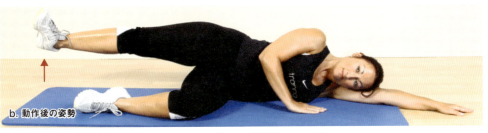

図12.6　サイドラインアブダクションLevel 2

サイドプランク　Side Plank

Level 1

患者は利き足を上に、側臥位になる。左右の肩、股関節、膝、足首が一直線になるようにそろえ、体幹、股関節、膝関節がニュートラルなアラインメントを保てるように腰を持ち上げる。肘と足で体重を支えプランクを保つ。

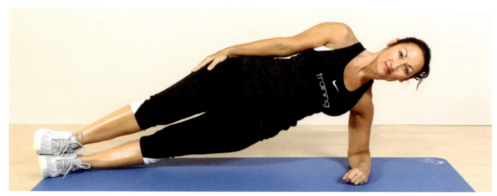

図12.7　サイドプランクLevel 1──身体全体をニュートラルな姿勢に保つ

Level 2

利き足を上にして、Level 1と同様の姿勢を取る（図12.7）。肘と足で体重を支えている状態で、図12.8であるように利き足側の股関節を外転させ2秒保つ。患者には動作の間、プランクを保つように指示する。

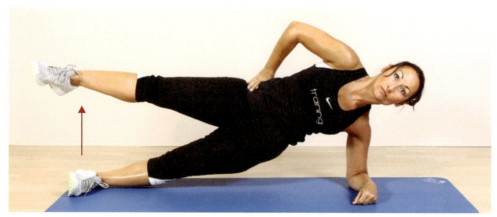

図12.8　サイドプランクLevel 2──外転を加えたサイドプランク

四つん這いからのヒップエクステンション　Hip Extension on All Fours

Level 1

　まず患者を四つん這いの姿勢にさせる（図12.9a）。そして、図12.9bにあるように膝を90度に保ったまま、天井方向に利き足を股関節から伸展させる。股関節がニュートラルなアラインメントになるまで脚を持ち上げて伸展させ、その後、開始姿勢に戻す。

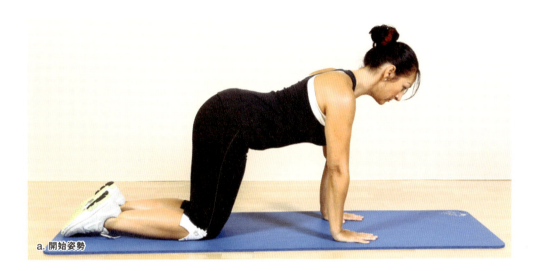

a. 開始姿勢

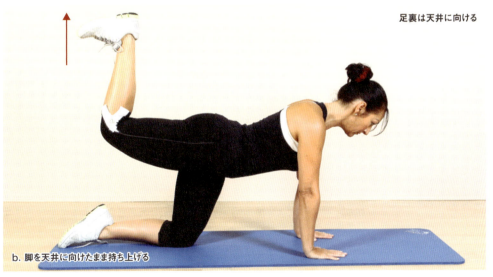

足裏は天井に向ける

b. 脚を天井に向けたまま持ち上げる

図12.9　四つん這いからのヒップエクステンションLevel 1

Level 2

患者は Level 1（図 12.9a）と同様、四つん這いの姿勢を取る。利き足を股関節から伸展させるが、今度は膝を伸ばした状態で踵を持ち上げるように行い（図 12.10）、その後、開始姿勢に戻る。膝を伸ばすことで、殿筋への負荷が増す。

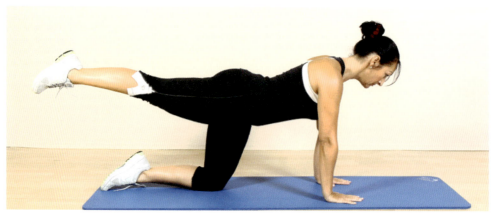

図12.10　四つん這いからのヒップエクステンションLevel 2——股関節・膝関節の伸展

フロントプランク　Front Plank

Level 1

患者は腹臥位になり、図 12.11 にあるように肘で体重を支え、体幹、股関節、膝をニュートラルなアライメントに保ったプランクの姿勢を取る。患者は、インナーコアや殿筋群に力を入れた状態で一定時間保つ。最初は 10 秒や 15 秒から始め、その後、可能であれば時間を伸ばしていく。

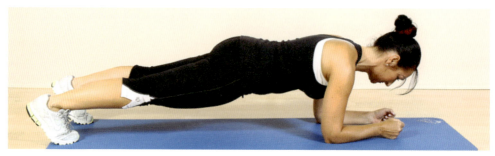

図12.11　フロントプランクLevel 1——プランク姿勢の維持

Level 2

Level 1(図12.11)のプランクの姿勢から開始し、患者は利き足を地面から持ち上げ(図12.12)、2秒数えたあと、開始姿勢に戻る。

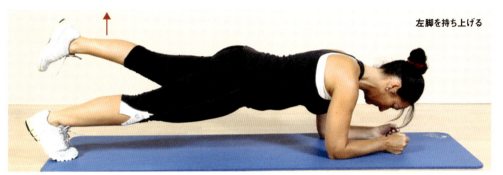

図12.12　フロントプランクLevel 2——フロントプランク、股関節を伸展

クローズドキネティックチェーンエクササイズ
Closed Kinetic Chain Exercises

　クローズドキネティックチェーン（Closed kinetic chain：CKC）エクササイズは、リハビリの手法のうち、運動の最中、手または足が地面などに固定され動かない状態にあるものを指す。リハビリの過程において、クローズドキネティックチェーンエクササイズはより機能的な効果が高いとして支持されており、安全性も高いので、さまざまなケースに対して用いられている。

　クローズドキネティックチェーンエクササイズは、一般的に複数の関節面の動きを複合した動作となる。例えば、スクワットは腰椎、骨盤、股関節、膝、足首、足の動きの複合によって可能となる。これらの関節の動きを含むものは、日常生活やスポーツ環境での身体の動作に直結することから機能的エクササイズと呼ばれる。オープンキネティックチェーンエクササイズが一つの関節の動きに焦点を当てるのと対称的に、クローズドキネティックチェーンエクササイズは複数の関節、筋肉群に影響を与えるのである。

　リハビリプログラムに取り入れられた際、オープンキネティックチェーンエクササイズは「剪断性」の力が関節にかかるのに対し、クローズドキネティックチェーンエクササイズは「圧縮性」の力が関節にかかる。どちらのエクササイズもともに多くの強化、リハビリプログラムで取り入れられている。

腹臥位での分離動作パターン　　Dissociation Pattern in Lying

　以下の2つのエクササイズはオープンキネティックチェーンであるが、プログラム開始時、患者またはアスリートに、焦点を当てる筋肉の位置を教えるために便利なことから加えている。患者はどの筋肉を収縮させるのか意識し、実際に収縮を感じなければならない。患者に基本的な解剖学的知識を教えることで、強化のための過程への理解を促すのである。

グルテアルスクイーズ（腹臥位）　　Gluteal Squeeze(Lying)

　患者は両足を肩幅、手を殿筋に軽く置いた状態で腹臥位になる。右の殿筋を最大限収縮し、それを2秒間維持するよう指示し（図12.13a）、左側も同様に行う。左右の殿筋を分離して最低5回連続収縮することができれば、今度は両側の殿筋を同時に収縮させる（図12.13b）。この2秒収縮、2秒休憩を必要なセット数繰り返す。

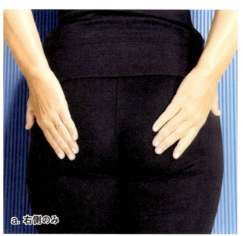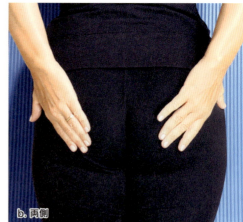

図12.13　グルテアルスクイーズ（腹臥位）

スクイーズ&リフト　　Squeeze and Lift

　患者は脚を肩幅に開き、手を軽く殿筋の上に置くか頭の両脇で休ませ、腹臥位になる。そして、右側の殿筋を最大限収縮させる（図12.13）。その後、図12.14のように右脚を床から5cm程度持ち上げ2秒維持する。2秒休憩したあと、左側で同じ動作を繰り返す。

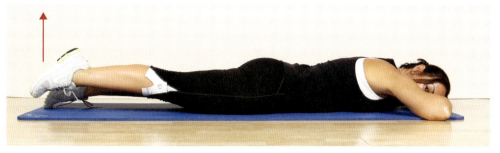

図12.14　スクイーズ&リフト

|ステップ1　ペルビックティルト|

　患者は股関節を45度、膝を90度に屈曲し、背骨はニュートラルに保った状態で背臥位になる（図12.15a）。そして患者に骨盤を前傾、後傾するように指示する。これにより同時に腰椎が屈曲、伸展する。より分かりやすい患者への説明として、「腰のアーチを高くする」「腰を平らにする」といった表現を使うのもよいかもしれない。殿筋群は腰を平らにすること（骨盤の後傾）に関連しているので、図12.15bのように腰を平らにする際に殿筋群を最大限収縮させることを意識させる。この姿勢を2秒間維持し、必要に応じて繰り返す。

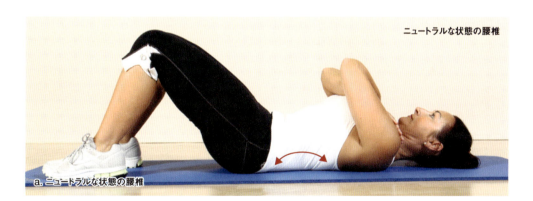

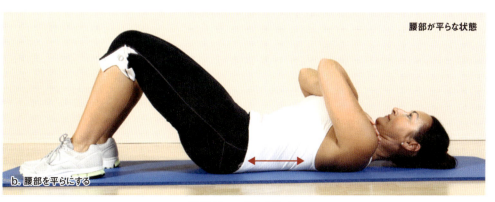

図12.15　ペルビックティルト

ステップ2　ペルビックリフト

患者は、背骨をニュートラルに保った状態のペルビックティルトと同様の姿勢を取る。このステップでは、患者は腰の横に手を置く（可能であれば殿筋を軽く触れさせ、殿筋の活動を意識させる）（図12.16a）。患者はハムストリングではなく、殿筋のみの収縮により殿部を床から持ち上げる。殿筋のみを用いて、図12.16bのように殿部を床から数cm持ち上げ、その姿勢を2秒維持し、元の姿勢に戻る。

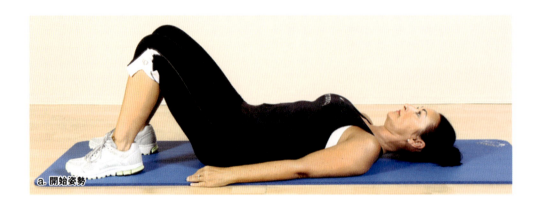

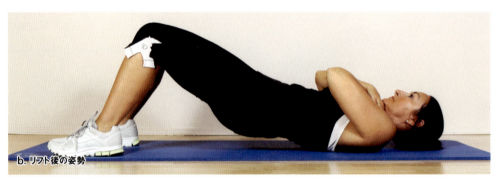

図12.16　ペルビックリフト

ステップ3　安定した床の上でブリッジ

患者は、ステップ1と同様の姿勢を取る（図12.15a）。そして、ブリッジの姿勢になるように骨盤を持ち上げるよう指示する。両足は床につけ、膝は90度に屈曲した状態で、体幹と股関節がニュートラルな状態になるまで殿部を持ち上げ（図12.17）、その姿勢を2秒維持し、元の姿勢に戻る。

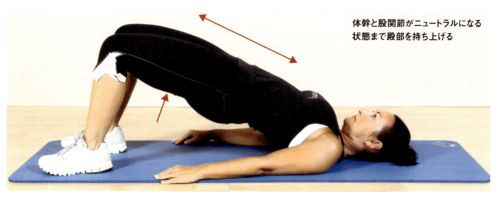

図12.17　安定した床の上でブリッジ

ステップ4　安定した床の上でシングルレッグブリッジ

　患者はステップ1と同様の姿勢を取る（図12.15a）。両足を床に固定し、膝は90度屈曲した状態で殿部を持ち上げ、ブリッジの姿勢を取る（図12.17）。この姿勢から、患者は両方の大腿部を平行に保った状態で、利き足でない側の膝を伸展させる（図12.18）。この姿勢を2秒維持したあと、足を元の位置に戻す。完全にリラックスする前に、右側の膝も同様に伸展させる。患者はハムストリングではなく、殿筋が収縮しているのを感じていなければならない。

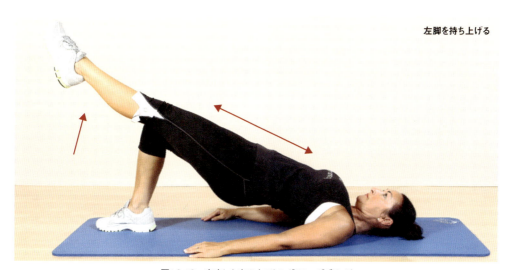

図12.18　安定した床の上でシングルレッグブリッジ

バランススタビライゼーション *Balance Stabilization*

　フィットネスにおいて、バランスは静的な側面を指していると一般的には考えられている。しかし、機能的なバランスはいくつもの神経学的要素と関連した、連続した動的スタビライゼーションの過程により成り立っている。大殿筋と中殿筋の強化トレーニングは、あらゆる機能的トレーニングプログラムに取り入れられなければならない。

Level 1　立位での分離動作パターン──グルテアルスクイーズ（立位）
Gluteal Squeeze（Standing）

　このエクササイズは、両足を肩幅に開いた立位の状態で行うこと以外は、グルテアルスクイーズ（腹臥位）と同様に行われる。患者は両手を殿部に軽く置き、まずは右側殿筋を最大限収縮させ2秒維持する（図12.19a）。リラックスしたのち、左側で繰り返す。左右の殿筋をそれぞれ5回以上収縮できるようであれば、今度は両側の殿筋を同時に収縮させ2秒維持する（図12.19b）。収縮2秒間、休憩2秒間を必要回数繰り返す。

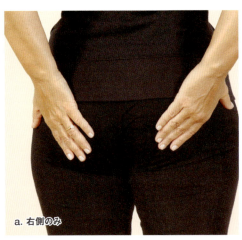 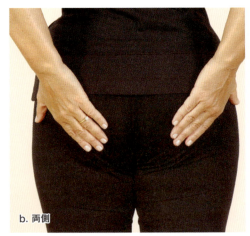

a. 右側のみ　　　　　　　　　　b. 両側

図12.19　グルテアルスクイーズ（立位）

Level 2 バランス──交互片足立ち Alternate Standing on One Leg

患者は、図 12.20a のように、両足を肩幅に広げて立位を取る。そして利き足側に重心を移し、もう一方の足を図 12.20b のように床からわずかに浮かせる。まずはこの姿勢を 5 秒保ち、元の姿勢に戻る。維持する時間は 5 秒から 10 秒、15 秒といったように、どちら側の足でも容易に 30 秒維持ができるようになるまでトレーニングする。

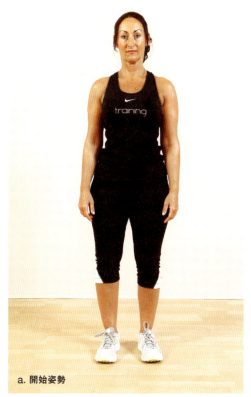 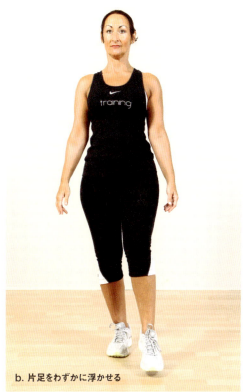

a. 開始姿勢　　　　　　　　　　b. 片足をわずかに浮かせる

図12.20　交互片足立ち

交互片足立ちを患者が行うときに、治療家は以下の主な失敗に気をつけなければならない。

1. 体重を支える側の足への重心の過剰な偏り
2. 反対側の骨盤の傾き（トレンデレンブルグ歩行の可能性）
3. 過剰なぐらつき（足首からの固有受容覚の問題、または殿筋の筋力低下）
4. 膝が内側または外側へ流れている

これらのいずれかが診られるようであれば、中殿筋の機能不全の可能性が考えられる。

ステップ1　矢状面でのワンレッグスイング

患者は図12.20bのように利き足に重心を乗せ、もう一方の足を浮かせた状態でバランスを取る。そして、図12.21a・bのように浮かせた側の下肢を前方、後方にゆっくりとスイングさせる。この股関節の屈曲、伸展の動きは中殿筋に矢状面での負荷をかける。最初は片側3回から始め、慣れてきたら5回、10回と回数を増やす。

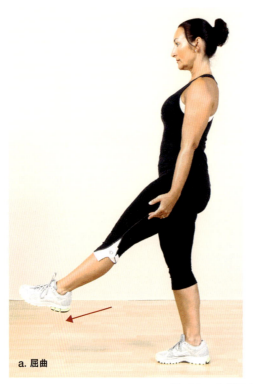 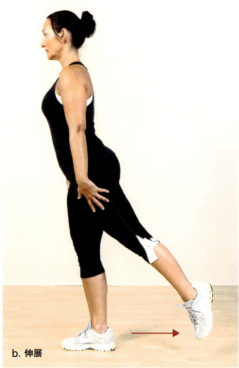

a. 屈曲　　　　　　　　　　　　b. 伸展

図12.21　矢状面でのワンレッグスイング

ステップ2　冠状面でのワンレッグスイング

　患者は図12.20bのように利き足に重心を乗せ、もう一方の足を浮かせた状態でバランスを取る。そして図12.22a・bのように浮かせた側の下肢を身体の内側方向、外側方向へとゆっくりスイングさせる。この股関節の外転、内転の動きは中殿筋に冠状面での負荷をかける。このエクササイズを最初は片側3回から始め、慣れてきたら5回、10回と回数を増やす。

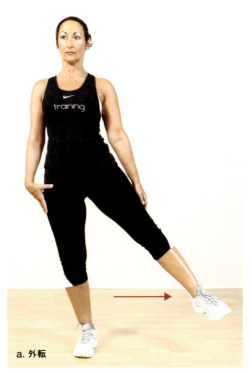 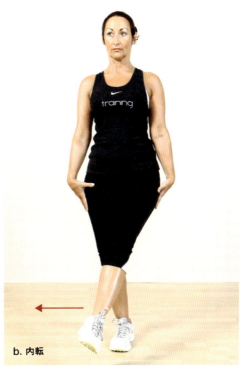

a. 外転　　　　　　　　　　　　　　b. 内転

図12.22　冠状面でのワンレッグスイング

ステップ3　横断面でのワンレッグスイング

患者は図12.20bのように利き足に重心を乗せ、もう一方の足を浮かせた状態でバランスを取る。次に、図12.23aにあるように、膝と股関節が90度に屈曲するように膝を持ち上げる。この姿勢から、図12.23b・cのように、患者は持ち上げた側の脚を右方向、左方向に回転させる。この股関節の回旋の動きは中殿筋に横断面での負荷をかける。このエクササイズを最初は片側3回から始め、慣れてきたら5回、10回と回数を増やす。

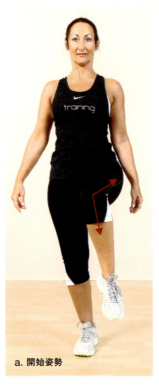 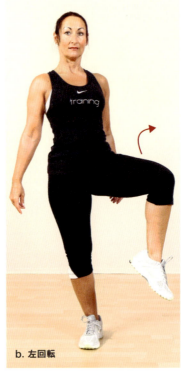 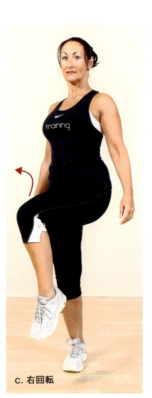

a. 開始姿勢　　b. 左回転　　c. 右回転

図12.23　横断面でのワンレッグスイング

ステップ4　安定した床でのヒップサークル

患者は図12.20bのように利き足に重心を乗せ、もう一方の足を浮かせた状態でバランスを取る。次に、浮かせた足のつま先を外側の任意の位置（開始位置）に置く。バランスを保つために利き足側の膝をわずかに屈曲した状態で、図12.24のようにつま先で円を描くように開始位置まで1周させる。

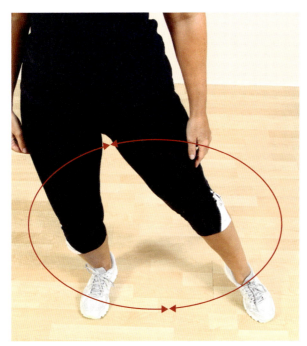

図12.24　安定した床でのヒップサークル

Level 3　バランスとコーディネーション Balance with Coordination

　殿筋群のリハビリを行うためには、徐々に難易度の高いエクササイズを加えていく必要がある。片足立ちを保とうとするとき、患者は殿筋の働きを意識する。しかし、もっと複雑な動き、例えば腕の動きを加えると意識がそちらに向かい、骨盤を安定させる殿筋の働きは無意識下において行われる。

1. 同側の腕の二面動作を加えたシングルレッグスタンス

　患者は利き足を軸に、もう一方の足を床から数センチ浮かせる（図12.25a）。この姿勢を維持した状態で、図12.25b・cのように同側（利き足側）の腕を屈曲（矢状面）、外転（冠状面）させる。それぞれの動作を10回繰り返す。

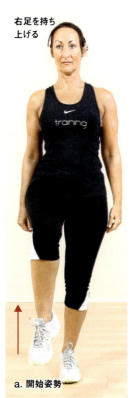
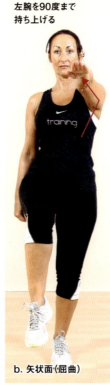
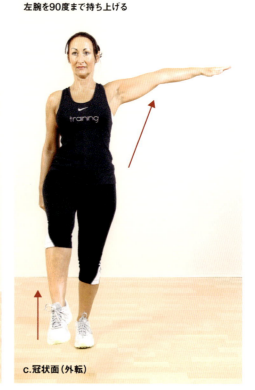

図12.25　同側の腕の二面動作を加えたシングルレッグスタンス

ステップ1　反対側の腕の二面動作を加えたシングルレッグスタンス

患者は、利き足を軸にもう一方の足を床から数センチ浮かせる（図12.25a）。この姿勢を維持した状態で、図12.26a・bのように反対側（足を浮かせた側）の腕を屈曲（矢状面）、そして外転（冠状面）させる。それぞれの動作を10回繰り返す。

右腕と左足を持ち上げる

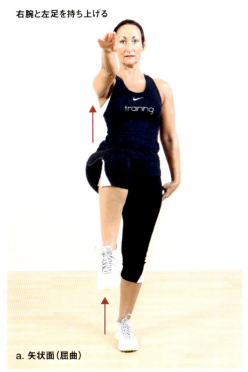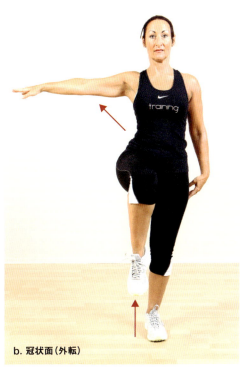

a. 矢状面（屈曲）　　　　　　　　　b. 冠状面（外転）

図12.26　反対側の腕の動作と組み合わせたシングルレッグスタンス

ステップ2　ウェイトを用いた同側、または反対側の腕の二面動作を加えたシングルレッグスタンス

患者はウェイトを持った状態で、利き足を軸にもう一方の足を床から数センチ浮かせる（図12.27a）。この姿勢を維持した状態で、図12.27b・cのように同側の腕を10回外転、屈曲させる。図12.27d・eのように、反対側でも同様に繰り返す。軸足と反対側の腕を持ち上げる動作を加えることで、よりエクササイズの難易度が増す。

第12章 大殿筋と中殿筋の安定性向上エクササイズ

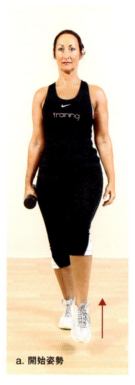

a. 開始姿勢

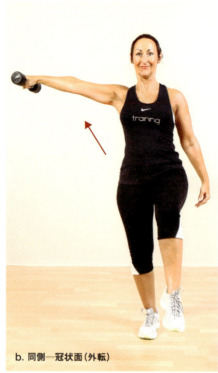

b. 同側―冠状面（外転）

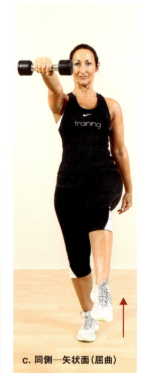

c. 同側―矢状面（屈曲）

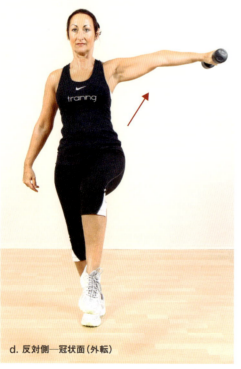

d. 反対側―冠状面（外転）

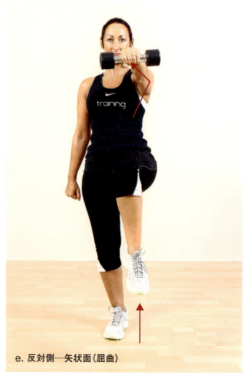

e. 反対側―矢状面（屈曲）

図12.27　ウェイトを用いたシングルレッグスタンス

ステップ3　シングルレッグスタンス──バイセプスカールからショルダープレス

患者はウェイトを持ち、利き足を軸にもう片方の足を床から数センチ持ち上げる（図12.27a）。この姿勢を一旦保ったあと、患者は図12.28aであるように同側（比較的容易）または反対側（比較的困難）の肘を屈曲（バイセプスカール）させ、そのまま図12.28b・cのようにショルダープレスにつなげる。

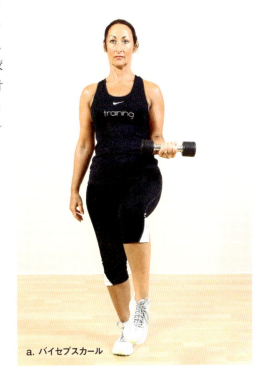

a. バイセプスカール

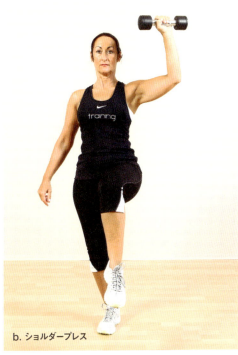

b. ショルダープレス

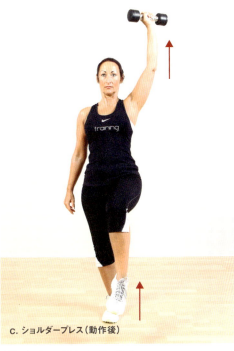

c. ショルダープレス（動作後）

図12.28　シングルレッグスタンス──バイセプスカールからショルダープレス

ステップ4　シングルレッグスタンス──反対側クロスオーバーアームアブダクション

　患者は利き足を軸に、もう片方の足を床から数センチ持ち上げ、図12.29aのように、利き足側の股関節の前に反対側（左）の手を持っていく。この姿勢を一旦保ったあと、まっすぐに図12.29bのように左腕を外転させた状態まで動かす。この動作を10回繰り返す。

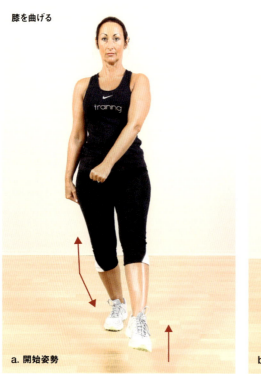
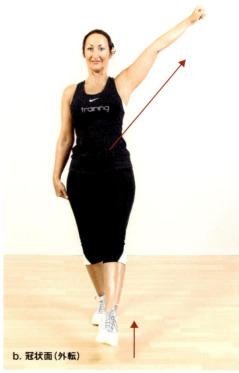

図12.29　シングルレッグスタンス──反対側クロスオーバーアームアブダクション

ステップ5　シングルレッグニーベント——反対側クロスオーバーアームアブダクション

患者は利き足を軸に、もう片方の足を床から数センチ持ち上げる（図12.25a）。この姿勢でバランスを取りながら、図12.30aのように利き足側の膝を30度屈曲する。そして図12.30bのように、膝を伸展させながら反対側の手を、利き足側の股関節の前から外転位置まで持っていく。この動作を10回繰り返す。

ステップ6　ウェイトを用いたシングルレッグニーベント——反対側クロスオーバーアームアブダクション

患者は軽めのウェイトを用いて、ステップ5のエクササイズを行う（図12.30c）。

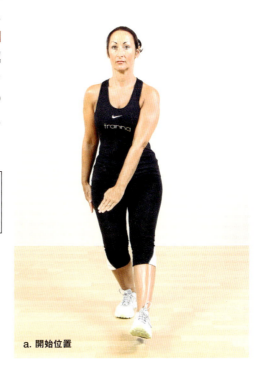

a. 開始位置

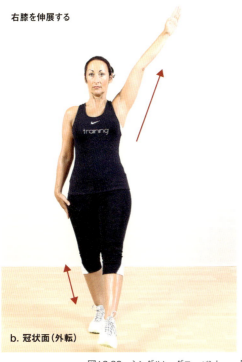

b. 冠状面（外転）

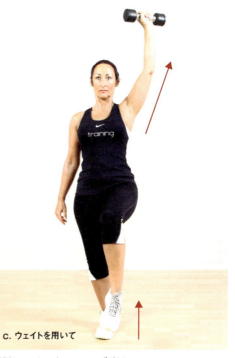

c. ウェイトを用いて

図12.30　シングルレッグニーベント——反対側クロスオーバーアームアブダクション

2. コアボールスクワット

患者は図12.31aのように背中と壁の間にコアボールを挟み、膝を肩幅に開いてわずかに前方に進む。そして、インナーコアを意識しながら、膝が約90度屈曲するまでゆっくりスクワットする（エキセントリックフェイズ）（図12.31b・c）。図12.31cの矢印で示されるように、施術者は膝蓋骨が第二趾に向かってスライドし、また膝蓋骨がつま先より前方に出ないことを確認しなければならない。その後、患者は2秒かけてゆっくり立位に戻る（コンセントリックフェイズ）。また、フェイズの終わりに殿筋を収縮させることを意識させるのも重要である。

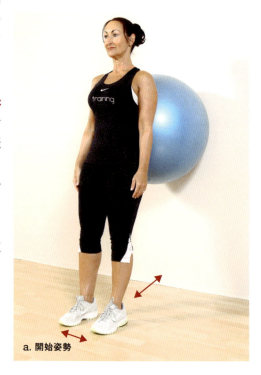

a. 開始姿勢

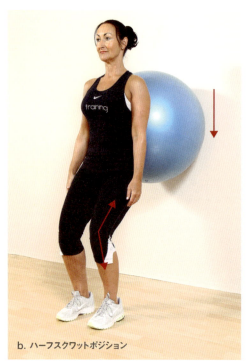

b. ハーフスクワットポジション

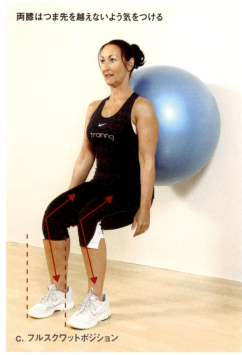

両膝はつま先を越えないよう気をつける

c. フルスクワットポジション

図12.31　コアボールスクワット

ステップ1　バイセプスカールを加えたコアボールスクワット

　上記で説明した通りのコアボールスクワット。ただし、図12.32aのように両手に軽いウェイトを握った状態で行う。コンセントリックフェイズにおいて、図12.32bにあるように患者はバイセプスカールを行う。動作後の姿勢は図12.32cに示す通りとなる。

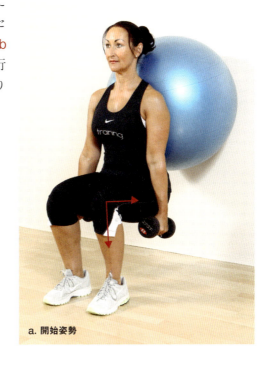
a. 開始姿勢

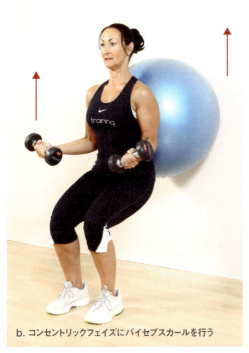
b. コンセントリックフェイズにバイセプスカールを行う

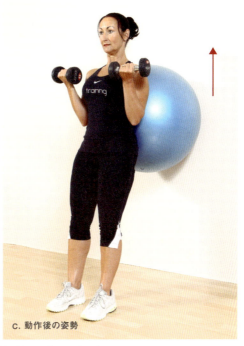
c. 動作後の姿勢

図12.32　バイセプスカールを加えたコアボールスクワット

ステップ2　ショルダープレスを加えたコアボールスクワット

これまで説明した通りのコアボールスクワットだが、図12.33a のように両手に軽いウェイトを握り、ショルダープレスの姿勢から始める。コンセントリックフェイズにおいて、図12.33b にあるように、患者はショルダープレスを行う。動作後の姿勢は図12.33c に示す通りとなる。

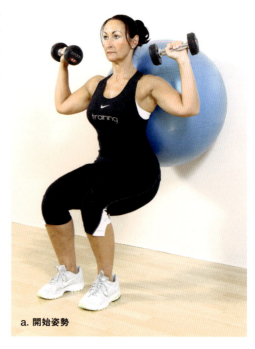

a. 開始姿勢

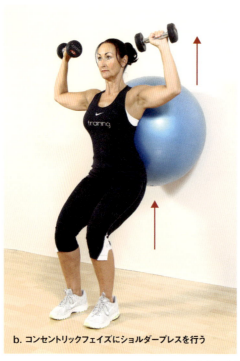

b. コンセントリックフェイズにショルダープレスを行う

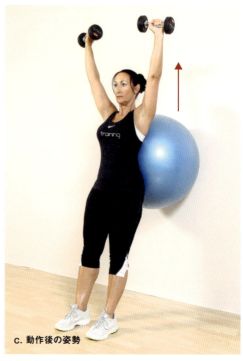

c. 動作後の姿勢

図12.33　ショルダープレスを加えたコアボールスクワット

ステップ3　フォワードレイズを加えたコアボール等尺性スクワット

　患者は両手に軽いウェイトを持ち、図12.32aのようにスクワットの姿勢を取る。この姿勢を保ちながら（等尺性収縮）、左腕はそのままに、右腕を床と平行になるまで持ち上げる（図12.34a）。その後、一旦開始姿勢に戻ってから、図12.34bのように左腕を持ち上げる。このエクササイズにおいては、コンセントリックフェイズもエキセントリックフェイズもなく、殿筋群はこの姿勢を維持するために等尺性収縮を行う。

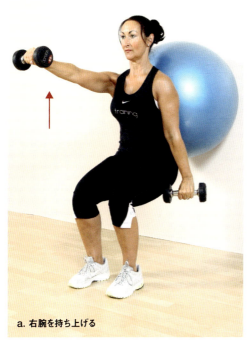 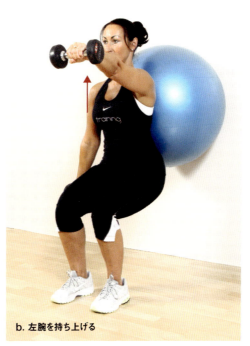

a. 右腕を持ち上げる　　　　　　　　　b. 左腕を持ち上げる

図12.34　フォワードレイズを加えたコアボール等尺性スクワット

ステップ4　セラバンドを用いたコアボールスクワット

　このエクササイズは基本的には今までのものと同じであるが、一つ異なる点として図12.35aのように、膝の上部にセラバンドを巻いて行う。患者はセラバンドに抵抗するように股関節を外転、外旋させ、この等尺性収縮を維持した状態で、図12.35b・cにあるようにスクワットを行う。セラバンドを用いることで中殿筋と大殿筋の働きである外転と外旋を強調し、また内転筋群への相互抑制も促す。

第12章 大殿筋と中殿筋の安定性向上エクササイズ

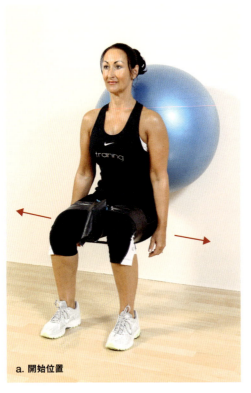
a. 開始位置

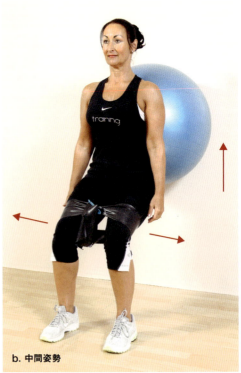
b. 中間姿勢

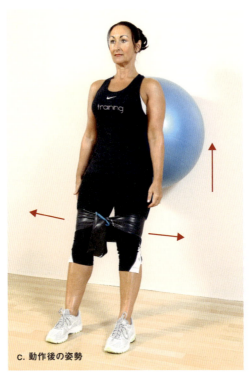
c. 動作後の姿勢

図12.35　セラバンドを用いたコアボールスクワット

ステップ5　セラバンドとバイセプスカールを加えたコアボールスクワット

このエクササイズは、図12.36aにある両手のウェイトをステップ4に加えたものである。膝を90度屈曲した状態から、セラバンドに抵抗して等尺性収縮を維持した状態で、ウェイトを持った両腕でバイセプスカールをしながらスクワット（コンセントリックフェイズ）して、動作後の姿勢を取る（図12.36b・c）。

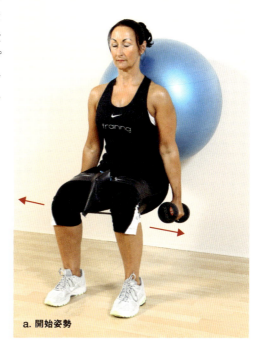

a. 開始姿勢

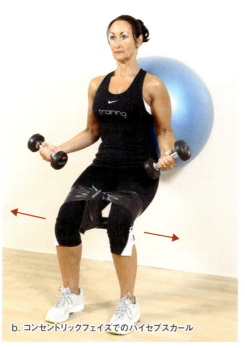

b. コンセントリックフェイズでのバイセプスカール

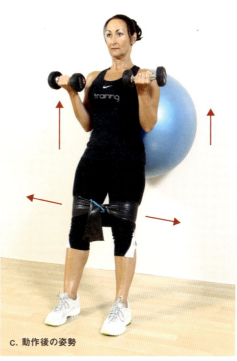

c. 動作後の姿勢

図12.36　セラバンドとバイセプスカールを加えたコアボールスクワット

ステップ6　セラバンドとショルダープレスを加えたコアボールスクワット

　ステップ5と同様であるが、図12.37aのようにショルダープレスの姿勢を取る。次に膝を90度に屈曲した状態から、セラバンドに抵抗して等尺性収縮を維持した状態でショルダープレスをしながら、コンセントリックフェイズでのスクワットを行う（図12.37b）。終了後の姿勢は、図12.37cに示す通りとなる。

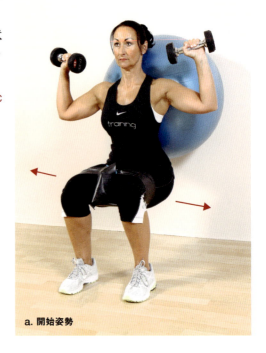

a. 開始姿勢

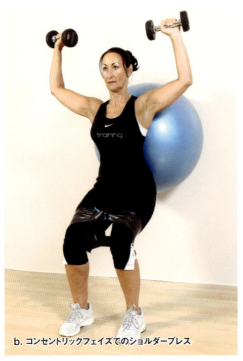

b. コンセントリックフェイズでのショルダープレス

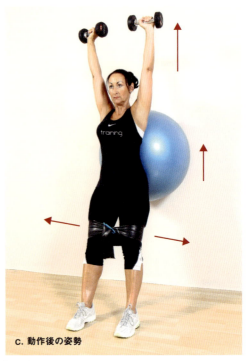

c. 動作後の姿勢

図12.37　セラバンドとショルダープレスを加えたコアボールスクワット

ステップ7　シングルレッグコアボールスクワット

　このエクササイズは、片足立ちでのコアボールスクワットである。これまでのものと同様、コアボールを患者の背中と壁の間に挟む。この姿勢から、図12.38aで見られるように、患者は膝を肩幅程度に開き、前方にわずかに足を移動し、利き足と反対の脚を床から数センチ程度持ち上げる。そして、図12.38bのようにゆっくりと膝を45度～90度程度屈曲していく。

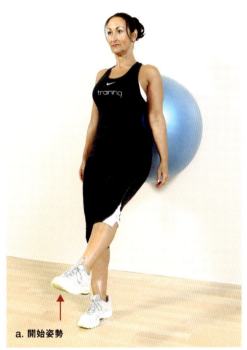 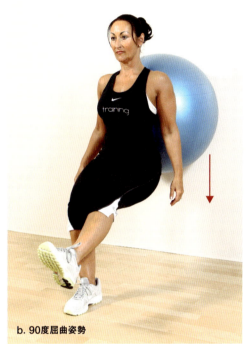

a. 開始姿勢　　　b. 90度屈曲姿勢

図12.38　シングルレッグコアボールスクワット

3. セラバンドを用いたラテラルウォーク

　患者は背骨をニュートラルに保ち、脚を肩幅に開き立位を取り、セラバンドを大腿下部に巻く（図12.39a）。そして、利き足を軸にもう一方の脚を持ち上げ、横にステップを踏む（図12.39b）。反対方向にも同様に繰り返す（図12.39c）前に、一度脚を元の位置に戻す。慣れてきたら、小さめのランジを加えるのもいいだろう。

左ステップ　　　　　　　　　右ステップ

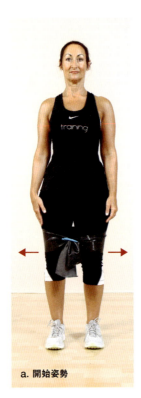
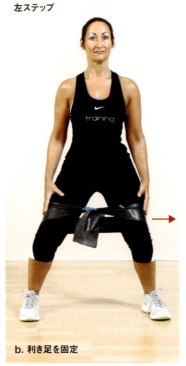
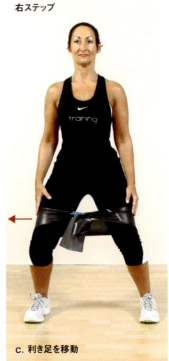

a. 開始姿勢　　　b. 利き足を固定　　　c. 利き足を移動

図12.39　セラバンドを用いたラテラルウォーク

4. シングルレッグスクワット

患者は背後に椅子を置いた状態で、両足を肩幅に広げ、立位を取る。利き足を軸に、対側の脚を持ち上げバランスを取る。そして、スクワットをしながらゆっくりと身体を落としていく（図12.40）。軽くお尻が椅子に触れるまで腰を落とし、ゆっくりと開始姿勢に戻る。

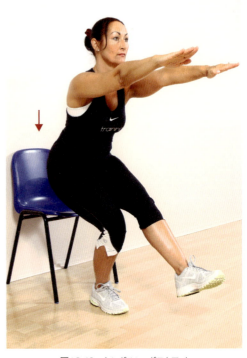

図12.40　シングルレッグスクワット

5. ステップ&ランジウォーク

これは大殿筋と中殿筋の働きを組み合わせたもので、私が最も好んで使うものの一つである。

フェイズ1　ステップ

患者はまず図12.41aのように、脚を肩幅に広げ立位を取る。利き足でない側の足が完全に接地するように、大きく前方に踏み出す。利き足は図12.41bのように、つま先を立てた状態でバランスを取る。

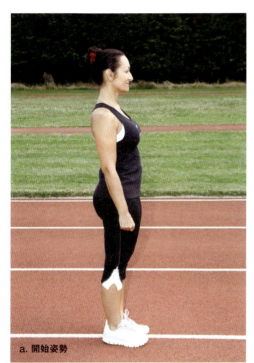
a. 開始姿勢

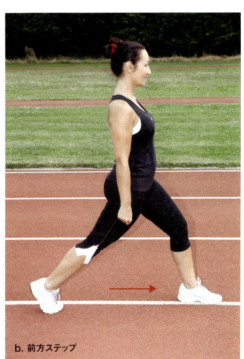
b. 前方ステップ

図12.41　ステップ&ランジウォーク

フェイズ2　ランジ

図12.41bのようにバランスを保ったまま、バケツ一杯の水を両手に抱えている状態を患者に想像させる。そのバケツの水をこぼさないように、ゆっくり地面に下ろす。施術者は患者の膝がつま先を越えないことと、左右にぶれていないことを確認する（図12.42）。可能なら、フェイズ3に進む前にこの動作を繰り返す。

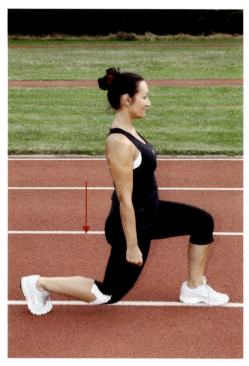

図12.42 ランジ

フェイズ3 ホールド

ランジで腰を沈めた状態(コンセントリックフェイズ)から軸足側の股関節が完全に伸展するまで身体を持ち上げ、対側のつま先でバランスを取る(図12.43)。

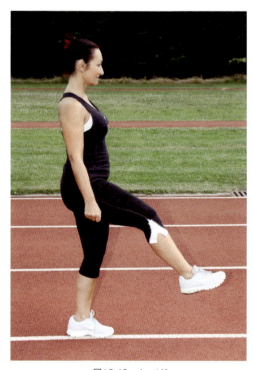

図12.43 ホールド

フェイズ4　繰り返し

ステップ&ランジを対側の脚で繰り返す（図12.44）。

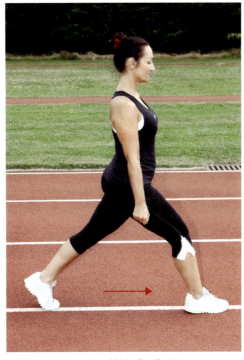

図12.44　対側の足で繰り返す

● ステップ1　胸部回旋

フェイズ4の基本動作であるステップ&ランジウォークを習得し、正しい動作を繰り返し行えるようであれば、他の動作を加え難易度を上げる。これは、脳が新たに加えられた動作に集中することで、殿筋から注意を逸らす効果がある。殿筋群はトレーニングされることで、意識的にオン・オフを切り替えるのではなく、必要なときに必要なように自動的に収縮するようになる。

通常のステップ&ランジとの違いは、図12.45aにあるように、フェイズ2において腕を使って胸部を回旋させる点である。そして、フェイズ4において、図12.45bにあるように逆方向に回旋させる。

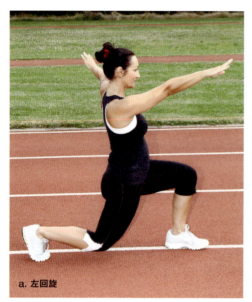
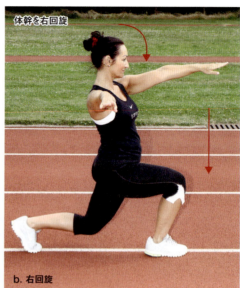

図12.45　胸部回旋を加えたステップ&ランジ

● ステップ2　ウェイトを用いて

　通常のステップ&ランジとの違いは、ダンベルなどのウェイトを用いる点である。図12.46aで示されているように、両手にウェイトを持って利き足を前にランジを行う。そして、図12.46bにあるように対側の脚を前にして繰り返す。

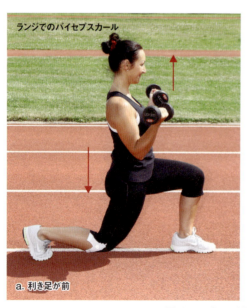
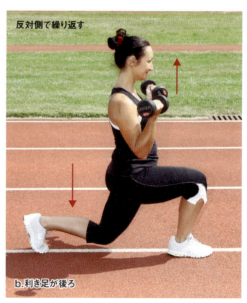

図12.46　ウェイトを用いたステップ&ランジ

6. ダブルレッグバウンド

患者は身体に対して水平に引かれた線の上に両足を置き、股関節と膝を屈曲させてスクワットの姿勢を取る（図12.47a）。そして、背骨をニュートラルに保ち、膝と股関節を伸展させて次の線まで両足でジャンプする。ジャンプ中の姿勢は、図12.47bで示す通りとする。両足の着地の際、施術者は膝が内側、または外側にぶれてないことを確認する（ぶれるということは殿筋の機能不全を意味する）。また、屈曲した膝がつま先を越えないことを確認する（図12.47c）。

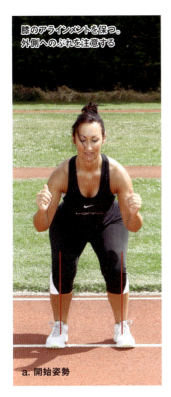
a. 開始姿勢

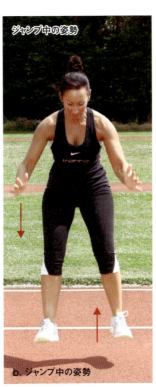
b. ジャンプ中の姿勢

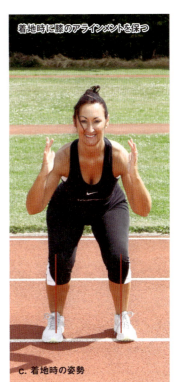
c. 着地時の姿勢

図12.47　ダブルレッグバウンド

7. シングルレッグデッドリフト

　患者は、図12.48aのように利き足を軸に、対側の股関節を伸展させて対側の脚を持ち上げる。背中はまっすぐに保ったまま、対側の手が床に触れるまで、利き足側の股関節を2秒かけてゆっくりと屈曲させる（図12.48b）。その後、股関節を伸展させ2秒かけて開始時の姿勢に戻る。脚は伸展を保った状態が望ましいが、ハムストリングの緊張により床に触れることが困難な場合は、膝のわずかな屈曲は許容してよい。

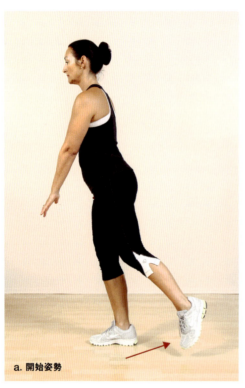
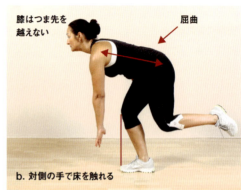

図12.48　シングルレッグデッドリフト

8. ペルビックドロップ

　患者は、厚さ10センチのステップ台の端に利き足を乗せ、立位を取る（図12.49a）。対側の足の踵が床に軽く触れるように、骨盤を傾ける（図12.49b）。中殿筋を活性化させるために、膝と股関節の伸展を保ったまま、足をステップ台よりわずかに高い位置に戻す（図12.49c）。

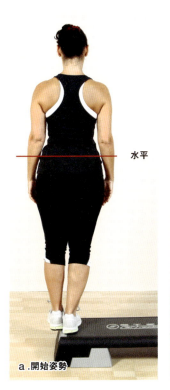
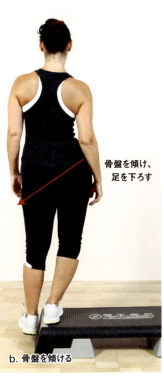
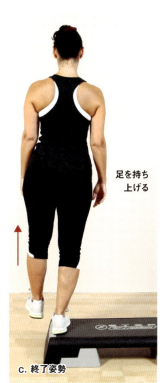

a. 開始姿勢　　b. 骨盤を傾ける　　c. 終了姿勢

図12.49　ペルビックドロップ

9. フォワードステップアップ

患者は 15 ～ 20 センチのステップ台に対して平行に直立する（図 12.50a）。利き足から先に踏み込み（図 12.50b）、両足でステップ台の上に直立する（図 12.50c）。帰りは逆に利き足と逆の足から降り、開始位置に戻る。これを繰り返し行う。

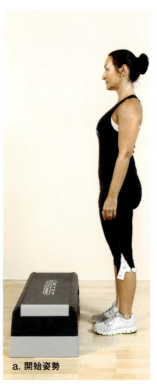
a. 開始姿勢

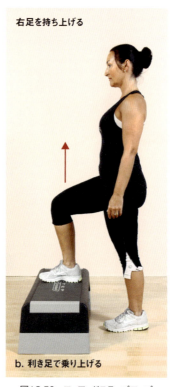
b. 利き足で乗り上げる

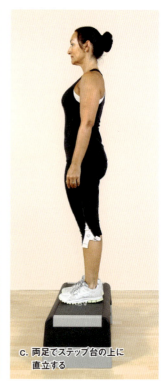
c. 両足でステップ台の上に直立する

図12.50　フォワードステップアップ

10. ラテラルステップダウンアップ

このエクササイズはフォワードステップアップに類似している。患者は15〜20センチの高さのステップ台に対して垂直に直立する（図12.51a）。患者は利き足を持ち上げ、床の上に下ろす（図12.51b）。この際、対側の膝と股関節が屈曲することで、骨盤の傾きは起こらない。足が床に触れたところで対側の殿筋を収縮して利き足を持ち上げ、台の上に戻し、開始姿勢に戻る。その後、図12.51cにあるように反対側でも同じ動作を繰り返す。

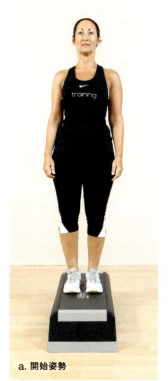
a. 開始姿勢

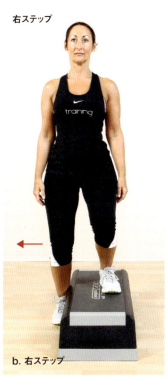
b. 右ステップ

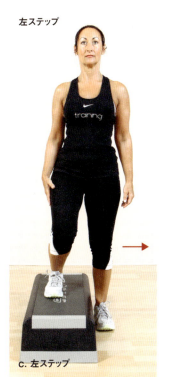
c. 左ステップ

図12.51　ラテラルステップダウンアップ

●ランジを加えたラテラルステップダウンアップ

　これは先のエクササイズに、ランジを加えたものである。患者は利き足を持ち上げ、軸足より後方の床の上に下ろす。足が接地したところで膝を屈曲し、ランジを行う（図12.52a）。そして、再び脚を持ち上げ、開始姿勢に戻る。反対側でも同様に、ステップとランジを繰り返す（図12.52b）。

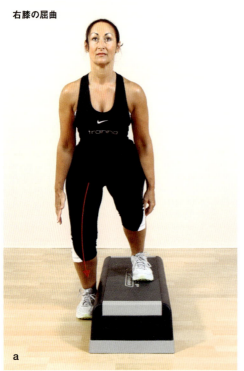
右膝の屈曲

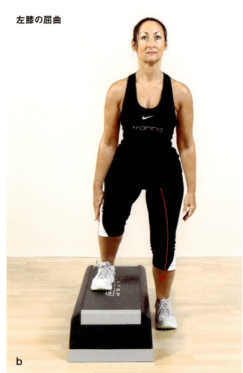
左膝の屈曲

図12.52　ランジを加えたラテラルステップダウンアップ

―― 付　録 ――
大殿筋と中殿筋の安定性向上エクササイズシート
Appendix:Gmax and Gmed Stabilization Exercise Sheet

　以下に記載するエクササイズは、臨床現場で用いることができるものである。
それぞれのエクササイズには、患者ごとの回数やセット数を記録するための欄を設けた。

オープンキネティックチェーンエクササイズ　Open Kinetic Chain Exercise

エクササイズ	セット数	回数
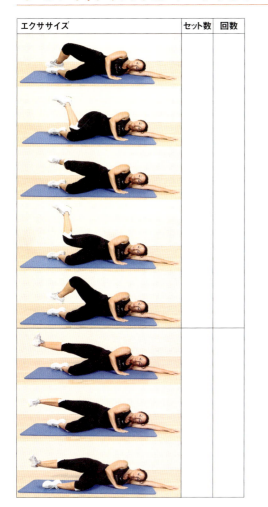		

エクササイズ	セット数	回数
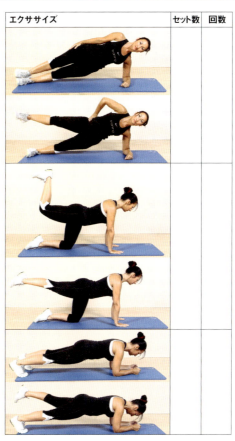		

クローズドキネティックチェーン　Closed Kinetic Chain

付録　大殿筋と中殿筋安定性向上エクササイズシート

エクササイズ	セット数	回数
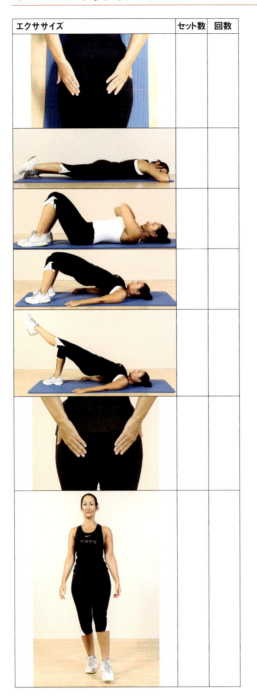		

エクササイズ	セット数	回数
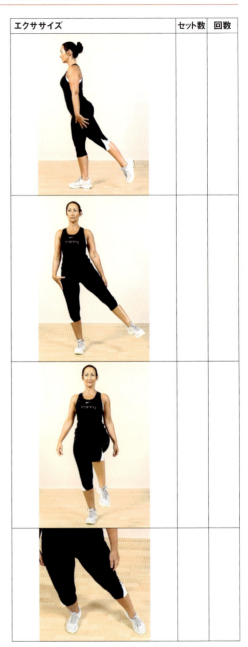		

194

付録 大殿筋と中殿筋の安定性向上エクササイズシート

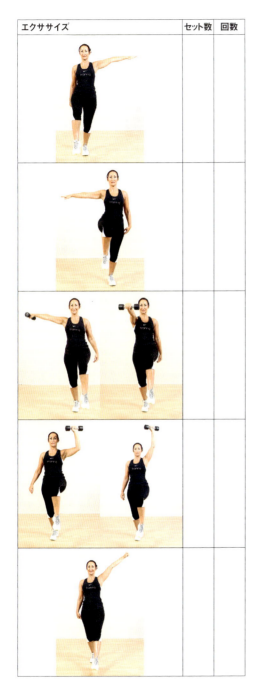

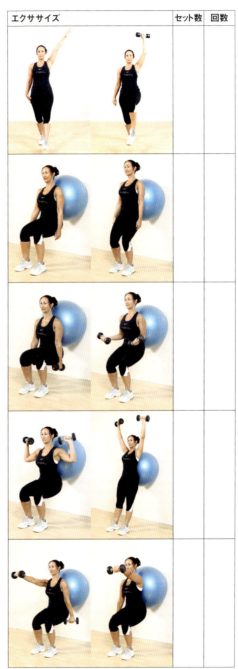

エクササイズ	セット数	回数

エクササイズ	セット数	回数

付録 大殿筋と中殿筋安定性向上エクササイズシート

エクササイズ	セット数	回数

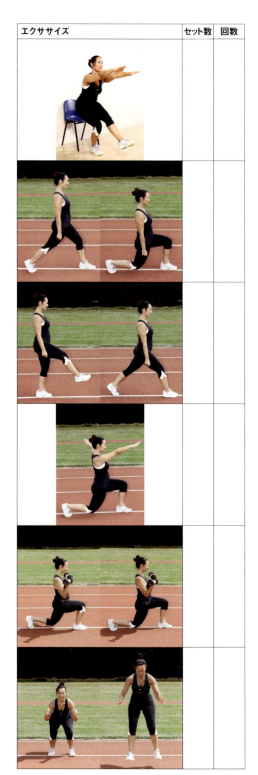

エクササイズ	セット数	回数

付録 大殿筋と中殿筋の安定性向上エクササイズシート

エクササイズ	セット数	回数
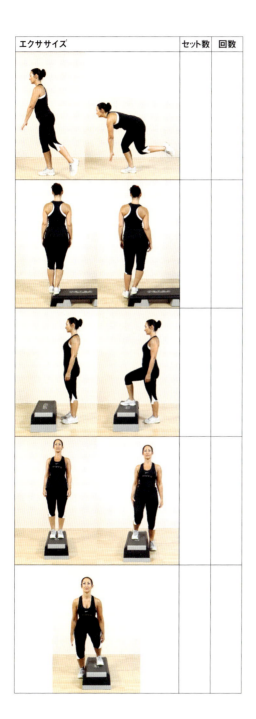		

参考文献一覧

1) Gibbons, J.2009. "Putting maximus back into the gluteus," *International Therapist* 87,32-33.
2) Gibbons, J. 2008. "Preparing for glory," *International Therapist* 81,14-16.
3) Thomas, C.L. 1997. *Taber's Cyclopaedic Medical Dictionary*, 18th edn, Philadelphia, PA:F.A.Davis.
4) Martin, C. 2002.*Functional Movement Development*, 2nd edn, London: W.B.Saunders Co.
5) Janda, V. 1987. "Muscles and motor control in low back pain: Assesment and management," in Twomey, L.T.(ed.), *Physical Therapy of the Low Back*, New York: Churchill Livingstone, 253-278.
6) Umphred, D.A., Byl, N., Lazaro, R.T., and Roller, M. 2001. "Interventions for neurological disabilities," in Umpred, D.A.(ed.), *Neurological Rehabilitation*, 4th edn, St.Louis, MO: Mosby Inc., 56-134.
7) Hammer, W.I. 1999. *Functional Soft Tissue Examination and Treatment by Manual Methods: New Perspectives*, 2nd edn, Gaithersburg, MD:Aspen.
8) Janda, V. 1983. Muscle Function Testing. London: Butterworth-Heinemann.
9) Osar, E., 2012. *Corrective Exercise Solutions to Common Hip and Shoulder Dysfunction*, Chichester, Lotus Publishing.
10) Abernethy, B., Hanrahan, S., Kippers, V.,et al. 2004. *The Biophysical Foundations of Human Movement*, Champaign, IL:Human Kinetics.
11) Kendall, F.P., McCreary, E.K., Provance, P.G.,et al. 2010. *Muscle Testing and Function with Posture and Pain*, 5th edn, Baltimore, MD: Lippincott, Williams &Wilkins.
12) Richardson, C., Jull, G., Hodges, P., and Hides, J. 1999. *Therapeutic Exercise for Spinal Segmental Stabilization in Low back pain: Scientific Basis and Clinical Approach*, Edinburgh: Churchill Livingstone.（翻訳書『脊椎の分節的安定性のための運動療法：腰痛治療の科学的基礎と臨床』エンタプライズ，2002）
13) Lee, D.G. 2004. *The Pelvic Girdle: An Approach to the Examination and Treatment of the Lumbopelvic-Hip Region*, Edinburgh: Churchuill Livingstone.
14) Janda, V. 1992. "Treatment of chronic low back pain," *J Man Med* 6,166-168.
15) Janda, V. 1996. "Evaluation of muscular imbalanace," in Liebensen, C.(ed.), *Rehabilitation of the the Spine: A Practitioner's Manual*, 1st edn, Baltimore, MD: Lippincott, Williams & Wilkins, 97-112.
16) Maitland, J. 2001. *Spinal Manipulation Made Simple:A Manual of Soft Tissue Techniques*, Berkeley, CA: North Atlantic Books.
17) Fryette, H.H.1918. "Physiological movements of the spine," *J AM Osteopath*

Assoc 18, 1-2.
18) Elphinston, J. 2013. *Stability, Sport and Performance Movement,* Chichester, UK/Berkely, CA:Lotus Publishing/North Atlantic Books.
19) Ireland, M.L., Wilson, J.D., Ballatyne, B.T., and Davis, I.M. 2003. "Hip strength in females with and without patellofemoral pain," *J Orthop Sports Phys Ther* 33, 671-676.
20) Earl, J.E. 2005. "Gluteus medius activity during three variations of isometric single-leg stance," *J Sport Rehabil* 14, 1-11.
21) Mitchell, F.L., Sr. 1948. "The balanced pelvis and its relationship to reflexes," *Academy of Applied Osteopathy Year Book* 1948, pp.146-151.
22) Sherrington, C.S. 1907. "On reciprocal innervation of antagonistic musucles," *Proc R Soc Lond [Biol]* 79B,337.
23) Kankaanpaa, M., Taimela, S., Laaksonen, D.,et al. 1998. "Back and hip extensor fatigability in chronic low back pain patients and controls," *Archives Phys Med Rehab* 79,412-417.
24) O'Sullivan, P., Twomey, L., Allison, G.,et al. 1997. "Altered pattern of abdominal muscle activation in patients with chronic low back pain," *Austral J Physiother* 43(2),91-98.
25) Hungerford, B., Gilleard, W., and Hodges, P. 2003. "Evidence of altered muscle recruitment in the presence of posterior pelvic pain and failed load transfer through the pelvis," *Spine* 28,1593-1600.
26) Beckman, S.M., and Buchanan, T.S. 1995. "Ankle inversion injury and hyper mobility:Effect on hip and ankle muscle electromyography onset latency," *ArchPhys Med Rehab* 76,1138-1143.
27) Fredericson, M., Cookingham, C.L., Chaudhari, A.M.,et al. 2000. "Hip abductor weakness in distance runners with iliotibial band syndrome," *Clin J Sport Med* 10,169-175.
28) Norris, C.M. 2011.*Managing Sports Injuries: A Guide for Students and Clincians,* 4th edn, Edinburgh and New York : Churchill Livingstone.
29) Friel, K., McLean, N., Myers, C., and Caceras, M. 2006. "Ipsilateral hip abductor weakness after inversion ankle sprain," *J Athl Train* 41, 74-78.
30) Bullock-Saxton, J.E., Janda, V., and Bullock, M.I. 1994. "The influence of ankle sprain injury on muscle activation during hip extension," *Int J Sports Med* 15,330-334.
31) Leavey, V.J., Sandrey, M.A., and Dahmer, G. 2010. "Comparative effects of 6-week balance, gluteus medius strength, and combined programs on dynamic postural control," *J sport Rehabil* 19,268-287.
32) Schmitz, R.J., Riemann, B.L., and Thompson, T. 2002. "Gluteus medius activity

during isometric closed-chain hip rotation," *J Sport Rehabil* 11,179-188.

33) Sahrman, S. 2002. *Diagnosis and Treatment of Movement Impairment Syndromes,* 1st edn, St.Louis, MO: Mosby Inc.（翻訳書『運動機能障害症候群のマネジメント：理学療法評価・MSIアプローチ・ADL指導』医歯薬出版，2005）

34) Boren, K., Conrey, C., Le Coguic, J.,et al. 2011. "Electromyographic analysis of gluteus medius and gluteus maximus during rehabilitation exercises," *Int J Sports Phys Ther* 6,206-223.

35) Bauer, A.M., Webright, W.G., Arnold, B.L.,et al. 1999. "Comparison of weight bearing and non-weight bearing glutes medius EMG during an isometrics hip abduction," *JAT* 34,S58.

36) O'Sullivan, K., Smith, S.M., and Sainsbury, D.2010. "Electromyographic analysis of the three subdivisions of gluteus medius during weight-bearing exercises," *Sports Med, Arthroscopy, Rehab,Ther & Technol* 2,17.

37) Ogiwara, S., and Sugiura, K. 2001. "Determination of ten-repetition-maximum for gluteus medius muscle," *J Phys Ther Sci* 13,53-57.

38) Distefano, L., Blackburn, J., Marshall, S.,et al. 2009. "Gluteal activation during common therapeutic exercises," *J Orthop Sports Phys Ther* 39,532-540.

39) Ayotte, N.Stetts, D., Keenan, G.,et al. 2007. "Electromyographical analysis of selected lower extremity muscles during 5 unilateral weight-bearing exercises," *J Orthop Sports Phys Ther* 37,48-55.

40) Bolga, L., and Uhl, T. 2005. "Electromyographic analysis of hip rehabilitation exercises in a group of healthy subjects," *J Orthop Sports Phyl Ther* 35,488-494.

41) Hertel, J., Sloss, B.R., and Earl, J.E. 2005. "Effect of foot orthotics on quadriceps and gluteus medius electromyographic activity during selected exercises," *Arch phys Med Rehab* 86,26-30.

42) Calliet, R.2003.*The Illustrated Guide to Functional Anatomy of the Musculoskeletal System*, Chicago, IL:American Medical Assciation.

43) Chaitow, L.2006.*Muscle Energy Techniques*, 2nd edn, Edinburgh:Churchill Livingstone.

44) Chek, P. 2009. *An Integrated Approach to Streching*, Vista, CA:C.H.E.K.Institute.

45) Dalton, E. 2014. Short leg syndrome, part1, Author website.

46) Earl, J., and Myers, T. 2010. *Fascial Release for Structural Balance*, Chichester, UK/Berkely,CA:Lotus Publishing/North Atlantic Books.（翻訳書『ファッシャル・リリース・テクニック：身体構造のバランスを整える筋膜リリース技術』医道の日本社，2012）

47) Garrick, J.G.1977. "The frequency of injury, mechanism of injury, and epidemiology of ankle sprains," *Am J Sports Med* 5,241-242.

48) Gibbons, J. 2011. *Muscle Energy Techniques: A Practical Guide for Physical Therapists,* Chichester, UK: Lotus Publishing.
49) Jarmey, C. 2006. *The Concise Book of the Moveing Body,* Chichester, UK/ Berkeley, CA: Lotus Publishing/North Atlantic Books.
50) Jarmey, C. 2008. *The Concise Book of Muscles,* 2nd edn, Chichester, UK/ Berkeley, CA: Lotus Publishing/North Atlantic Books.（翻訳書『骨格筋ハンドブック：機能解剖からエクササイズまで一目でわかる』南江堂，2007）
51) Lehman, G.J., Lennon, D., Tresidder, B.,et al 2004. "Muscle recruitment patterns during the prone leg extension," *BMC Musculoskel Disord* 5,3.
52) Pierce, N., and Lee, W.A. 1990. "Muscle firing order during active prone hip extension," *J Orthop Sports Phys Ther* 12,2-9.
53) Smith, R.W., and Reischl, S.F. 1986. "Treatment on ankle sprains in young athletes," *Am J Sports Med* 14,465-471.
54) Wilmore, J.H., and Costill, D.L. 1994. *Physiology of Sport & Exercise,* Champaign, IL: Human Kinetics.
55) Wolfe, M.W., Uhl, T.L., Mattacola,C.G., and McCluskey, L.C. 2001. "Management of ankle sprains," *Am Fam Physician* 63,93-104.

索引

【あ】

アッパークロス症候群　14
インナーユニット　30, 32, 33, 37
ウォールスクワット　145
ウォールプレス　145
遠心性収縮　45
凹円背姿勢　39
オープンキネティックチェーンエクササイズ　147, 148, 149, 193

【か】

過外反症候群　57, 62, 66
顎関節　59
滑車溝　122, 123
拮抗筋　18, 20, 26, 70, 76, 77, 88, 91, 92, 93, 94, 98, 120, 124, 132, 136, 137, 139
胸鎖関節　14
胸鎖乳突筋　12, 14, 22, 59
距骨下関節　43, 45, 56, 57, 61, 62, 63, 82
胸腰筋膜　16, 28, 34, 35, 45, 134
起立筋群　22
筋電図検査　25
筋不均衡　20, 25, 26, 30, 54, 59, 66
筋膜スリング　28, 30, 36, 37, 43
グルテアルスクイーズ　144, 158, 162
クローズドキネティックチェーンエクササイズ　145, 147, 157, 194
形態拘束　16, 27, 28
肩甲挙筋　12, 13, 14, 17, 22, 59
肩甲上腕関節　14
肩峰鎖骨関節　14
コアボールスクワット　174, 175, 176, 177, 178, 179, 180, 181
後角細胞　90
広背筋　16, 17, 28, 37, 45, 69, 78, 134
後斜スリング　37, 78
後縦スリング　36, 44
後仙腸靱帯　29, 30
股関節関節包　141, 142
股関節伸展時神経発火パターン検査　71, 72, 77
骨棘　29, 30, 52, 53, 65, 66, 108, 130, 131
骨盤底筋　30, 32, 33
ゴルジ腱紡錘　89, 90, 93

【さ】

サイドプランク　144, 148, 154
三次元動作　56
姿勢筋　21, 22, 23, 24, 25, 26, 38, 55, 93
膝蓋骨　108, 122, 123, 174
膝蓋靱帯　108, 122
膝蓋大腿疼痛症候群　122, 145
自動関節可動域検査　14
修正型トーマステスト　100, 101, 109, 112
小胸筋　22
上前腸骨棘　52, 53, 141, 142
踵腓靱帯　125
人工股関節全置換術　54
髄核　128, 129, 130, 136
スクイーズ&リフト　158
スターティングテクニック　106
静的安定　32
前角細胞　90
線維輪　128, 129, 130, 136
仙棘靱帯　28
前距腓靱帯　125
前脛骨筋　22, 42, 43, 45, 139
仙結節靱帯　16, 28, 29, 30, 36, 43, 44, 45, 68, 69, 132, 134
仙骨の運動学　47
仙骨のカウンターニューテーション　29, 30
仙骨のニューテーション　28, 29, 30, 133
漸増抵抗運動法　145
仙腸関節　16, 17, 27, 28, 29, 30, 37, 44, 45, 60,

68, 69, 70, 84, 99, 134
側臥位股関節外転（サイドライングアブダクション） 145, 146, 152, 153
相動筋 21, 22, 23, 24, 25, 26, 98
相反神経支配の法則 25, 98
相反抑制 90, 91, 92, 98, 104, 120, 132
僧帽筋 12, 13, 14, 15, 17, 22, 59,
速筋 21

【た】
大胸筋 22
大腿筋膜張筋 22, 60, 64, 80, 82, 83, 84, 98, 101, 119, 121, 146
大腿直筋 18, 22, 31, 70, 76, 77, 98, 100, 108, 109, 110, 111, 112, 123, 132, 136
大腰筋 86, 98, 99, 103, 104, 105, 106, 107, 108
他動関節可動域検査 14
ダブルレッグバウンド 187
多裂筋 30, 32, 33, 34, 35, 43, 74, 134
短内転筋 64, 114
遅筋 21, 23, 93
腸脛靱帯 22, 60, 68, 80, 82, 86, 101, 119, 120, 121, 123, 124, 145
腸脛靱帯摩擦症候群 118, 119, 120, 121
腸骨大腿靱帯 141
腸腰筋 18, 20, 22, 24, 31, 38, 39, 60, 70, 75, 76, 77, 98, 99, 100, 101, 102, 103, 104, 109, 110, 132, 136, 141, 142
椎間関節症候群 74, 131
デルマトーム 136, 137
統合筋膜スリング機構 28, 36
等尺性収縮後の筋伸張 90, 92
トレンデレンブルグ歩行 29, 60, 65, 66, 81, 116, 132, 139, 163

【な】
内側広筋 22, 122, 123, 146
内側広筋斜走線維 122
内転筋群 18, 22, 48, 49, 54, 64, 65, 70, 76, 82, 84, 98, 101, 114, 115, 116, 120, 124, 132, 136, 139, 146, 177
内反捻挫 125
軟骨終板 128

【は】
バインド 92, 93, 94, 95, 101, 110, 111, 112, 114, 116, 150, 151, 152
反射弓 91
フォースカップル（偶力） 30, 31, 32
フォワードステップアップ 190, 191
腹横筋 30, 32, 33, 34, 35, 134
不応期 92
フロントプランク 144, 148, 156, 157
ペルビックドロップ 145, 189
変形性椎間板疾患 130
変形性膝関節症 52
歩行周期 28, 42, 49, 60, 65, 69, 80, 81, 118, 121, 123, 124, 132

【ま】
ミオトーム 136, 137, 138, 140
ミディアルニードリフト 123

【や】
油圧増幅器 34
腰方形筋 22, 31, 32, 36, 49, 55, 56, 59, 64, 76, 82, 83, 84, 86, 120, 132, 146

【ら】
ラテラルウォーク 181, 182
ラテラルステップダウン 145, 146, 191, 192
ラテラルニードリフト 123, 124
ランナーズニー 118, 120
力拘束 16, 17, 27, 28, 29, 36, 37, 44, 68, 132, 134
梨状筋 22, 30, 61, 82, 84, 86
立位バランス検査 65, 66

著: John Gibbons

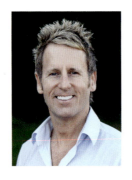

登録オステオパシー医、Bodymaster Method® 講師。オックスフォード大学のスポーツ・チームで、スポーツ外傷の評価、治療、リハビリテーションを専門とする。また、イギリスをはじめとした各国で有資格者向けの教育を行っている。「SportEx」「The Federation of Holistic Therapists」「Massage World」「Positive Health」「Sports Injury Bulletin」などの各誌で記事を執筆するほか、単著として本書以外に『Muscle Energy Techniques：A Practical Guide for Physical Therapists』（Lotus Publishing 刊）がある。最新情報は公式ホームページ（http://www.johngibbonsbodymaster.co.uk/）を参照。

監訳: 木場克己

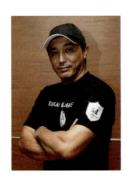

1965年、鹿児島県生まれ。鍼灸師、柔道整復師、柔道整復師教員、日本スポーツ協会アスレティックトレーナー。KOBAスポーツエンターテイメント㈱代表、KOBA式体幹バランス協会代表、慶應義塾大学スポーツ医学研究センター研究員。医療系やトレーニング系の専門学校の特別講師などを務める。またサッカー長友佑都選手、久保建英選手、競泳の池江璃花子選手らのパーソナルトレーナーなども歴任。民間、個人を問わず多数のトレーナー、アドバイザーを務める。木場克己の体幹本著書は62冊、累計260万部を突破（2024年2月現在）。木場克己オフィシャルサイト http://kobakatsumi.jp

カバー、本文デザイン：株式会社ビーワークス
編集協力：中屋悠基（KOBAスポーツエンターテイメント株式会社　鍼灸師・柔道整復師）
翻訳協力：溝渕知秀

強める！殿筋

2017年1月20日　初版第1刷発行
2024年3月5日　初版第4刷発行

著　者　John Gibbons
監訳者　木場克己
発行者　戸部慎一郎
発行所　株式会社医道の日本社
　　　　〒237-0068　神奈川県横須賀市追浜本町1-105
　　　　電話　046-865-2161　　FAX　046-865-2707

2017©IDO-NO-NIPPON-SHA,Inc

印刷：ベクトル印刷株式会社
ISBN978-4-7529-3119-5 C3047

本書の内容、イラスト、写真の無断使用、複製（コピー・スキャン・デジタル化）、転載を禁じます。